ミスター血糖値が教える

7日間で
りでに
血糖値が
下がる
すごい方法

JN142115

糖尿病専門医
矢野宏行

アスコム

みなさん、クイズです。

質問1 ― 糖尿病患者はインスリンが出にくくなっている

質問2 ― やせている人は糖尿病にならない

質問3 ― 糖質ゼロのドリンクなら飲んでも血糖値は上がらない

質問4 ― 1型糖尿病は先天性の疾患である

質問5 ― 糖尿病は治らない病気である

はじめに

こんにちは、糖尿病専門医の矢野宏行です。

私は「ミスター血糖値」と呼ばれています。

自他ともに認める〝血糖値オタク〟だからです。

大学を卒業後、国立国際医療研究センター研究所の糖尿病研究センターで糖尿病について研究に専念し、今は臨床に携わっています。

「どうやったら血糖値が下がるのか」

「最も効果的に血糖値を下げる方法は何か」

研究・臨床の両方向から血糖値のことばかり考えてきました。

最近では、24時間の血糖値の変化を調べる機器を使って、数多くの患者さんのデータを集めています。

「どんな状態のときに血糖値が上がるのか」
「何をしたときに下がるのか」
「その理由はなんなのか」

データを見ながら、それこそ寝ても覚めても血糖値のことを考え続けています。
「ミスター血糖値」と呼ばれるのはちょっと恥ずかしい半面、これまで積み重ねてきた経験と知識には自信と誇りを持っているので、そう呼ばれるのがうれしくもあります。

さて、みなさんは、

「血糖値が高いから下げましょう」

と医師から言われ続けてきたことと思います。

それで、慣れない運動を始めてみた人もいるでしょう。大好きなごはんやラーメンやパスタを我慢している人もいるでしょう。

でも、そんなことは長続きしませんよね。

それでなくとも運動も食事制限も、そもそもつらくて苦しいものですから。

何よりも、我慢に我慢を重ねて頑張り続けても、思っていたほど血糖値は下がらない——そんな経験をしてきた人が多いのではないでしょうか。

良い結果が出なければ、長続きしなくても仕方ありません。

なぜ良い結果が出ないのか。じつは、これには理由があります。

その理由をいう前に、巻頭のクイズの答え合わせをしましょう。

解答1 × じつはインスリンがドバドバ出ている糖尿病患者は多い

解答2 × やせていても糖尿病になる人は大勢いる

解答3 × 糖質ゼロのドリンクでも常飲していたら血糖値は上がる

解答4 × 後天的に1型糖尿病を発症するケースもある

解答5 × 最近は寛解(症状が緩和、薬を飲まない状態)にすることができるようになっているいかがでしたか。

解答を見て、おそらく「えっ！」と驚いたことでしょう。これまで、5つとも正しいと思っていた人は、大勢いるはず。

しかし、実際は違います。

その理由、実態、裏側などについては、この本を読み進めていくうちにひとつずつ解き明かされていきます。

その前に、先ほど、なぜ良い結果が出ないのか、という問いをしました。

その理由は血糖値に対する正しい知識を持っていないからです。

あなたのそのせっかくの「努力」は、内容や方向性が間違ってしまったのです。

だから、うまくいかなかった。

血糖値を下げるための対策の第一歩は、正しい知識を身につけることです。そして、効率よく血糖値を下げる方法をまじめに実践することなのです。

まずはこのことを、しっかり肝に銘じるようにしましょう。

そして、きちんと対策に取り組めば、ひとりでに血糖値は下がっていきます。

早い人なら、7日間程度でそれを実感できるでしょう。

みなさんにもうひとつ質問があります。こんなことをしていませんか。

- 清涼飲料水（ジュース）は、糖質ゼロの商品を選ぶようにしている
- 健康のために、野菜ジュースを毎朝飲んでいる
- 脂質の摂取を減らすために
ドレッシングはノンオイルを使用している

・食事のカロリーに気をつけている

・コーヒーはいつもブラックにしている

・うどん、ラーメンより、
健康を気づかってそばを食べている

・ダイエットのために朝食、場合によっては昼食も食べない

・食事の際は〝三角食べ〟を意識している

・週2〜3回のジムやマラソンでしっかり体をつくっている

・朝の出勤前のジョギングや運動を欠かさない

などなど……。
心当たりはないでしょうか。
「血糖値を下げる方法」として、よく言われていることばかりです。
ところが、これらは「あるスイッチ」を入れる習慣だったのです。

そのスイッチとは「血糖ブースター」。

血糖ブースターをオンにすると、血糖値の上昇を促してしまいます。
これは、私が数多くの血糖値の24時間データを精査した結果、わかったことです。

つまり、あなたは知らないうちに血糖ブースターをオンにしていた可能性が高いのです。

血糖値を下げるために運動や食事制限を頑張っているつもりでも、血糖ブースターのスイッチがオンになっているから、血糖値が下がらないのです。

ところで、「血糖ブースターって何?」と思ったのではないでしょうか。

詳細は後ほどお話ししますが、ここで簡単に説明しましょう。

人間の体は、ブドウ糖(グルコース)を分解して、生きるために必要なエネルギーを作っています。食事をするとブドウ糖は「血糖」という形で血液中に蓄えられます。

血液中の血糖は、増えすぎると筋肉や脂肪などにも蓄えられるようになり、その量が多いと、いわゆる肥満になります。

血糖はつねにエネルギーを作るために消費されるので、血液中の血糖は時間がたつとなくなります。血液中に血糖がなくなったときに、筋肉や脂肪から血糖が取り出されます。

これを「糖新生」といいます。

血糖ブースターのスイッチがオンになっていると、糖新生が起きて、血液中が血糖だらけになります。

これが「高血糖」の状態で、血糖値が高くなっています。この状態が続くと、やがて糖尿病になってしまいます。

ちょうどいい血糖値をキープするために、さらにいえば、糖尿病にならないようにするために必要なことがあります。

血糖ブースターのスイッチをちゃんとオフにすること。

ところが、あなたが毎日よかれと思って続けている習慣が、逆に血糖ブースターをオンにしてしまっているかもしれないのです。

この本では、血糖ブースターをオフにする方法をわかりやすく説明していきます。

血糖ブースターをオフにするだけで、あなたの血糖値はひとりでに下がっていくでしょう。

個人差はありますが、早い人なら1週間くらいで目に見えるほどの変化が表れます。

さて、あなたの糖尿病の危険度を調べてみましょう。

次のチェックリストをやってみてください。ひとつでも該当したら要注意です！

高血糖・糖尿病　危険度チェックリスト

□	①学生時代は運動部に所属していた
運動後にスポーツドリンクを飲むことが習慣化していて、糖質を過剰に摂取している可能性があります	
□	②しみ・しわが急激に増えてきた
高血糖によってAGEs（終末糖化産物）が蓄積し、皮膚のコラーゲンの弾性化が低下している可能性があります	
□	③頭髪が薄くなってきた、あるいは白髪が多くなってきた
高血糖によって蓄積したAGEsが毛根細胞に作用して、頭皮の老化を促進している可能性があります	
□	④靴下のゴム、結婚指輪がきつくなってきた、あるいは跡が残る
高血糖による高インスリン状態が考えられます。インスリンはナトリウムを貯留する作用があるため、むくみやすくなります	
□	⑤歯茎が下がってきた、あるいは口臭が気になる
糖尿病は歯周病の原因になります	

□	⑥皮膚のかゆみが気になる
高血糖が続くと末梢血管の血流が低下します。そのため皮膚の水分量が減り、乾燥によるかゆみが出やすくなります	
□	⑦足の爪が白く濁る、あるいは割れる
糖尿病により血流が悪化した結果、血液や酸素が行き届かなくなって、爪がもろくなっている可能性があります	
□	⑧耳の聞こえが悪くなった
糖尿病になると聴覚神経もダメージを受け、難聴になりやすくなります	
□	⑨気がついたら足や手に傷ができていた
高血糖により感覚神経が鈍くなっている証拠です	
□	⑩花粉症の症状が年々ひどくなっている
血糖値スパイク（食事の後、血糖値が急上昇、急降下すること）が頻繁に起こると、アレルギー症状が悪化しやすくなるので、糖尿病の症状が進んでいる可能性があります	

この本に登場する キャラクターたち

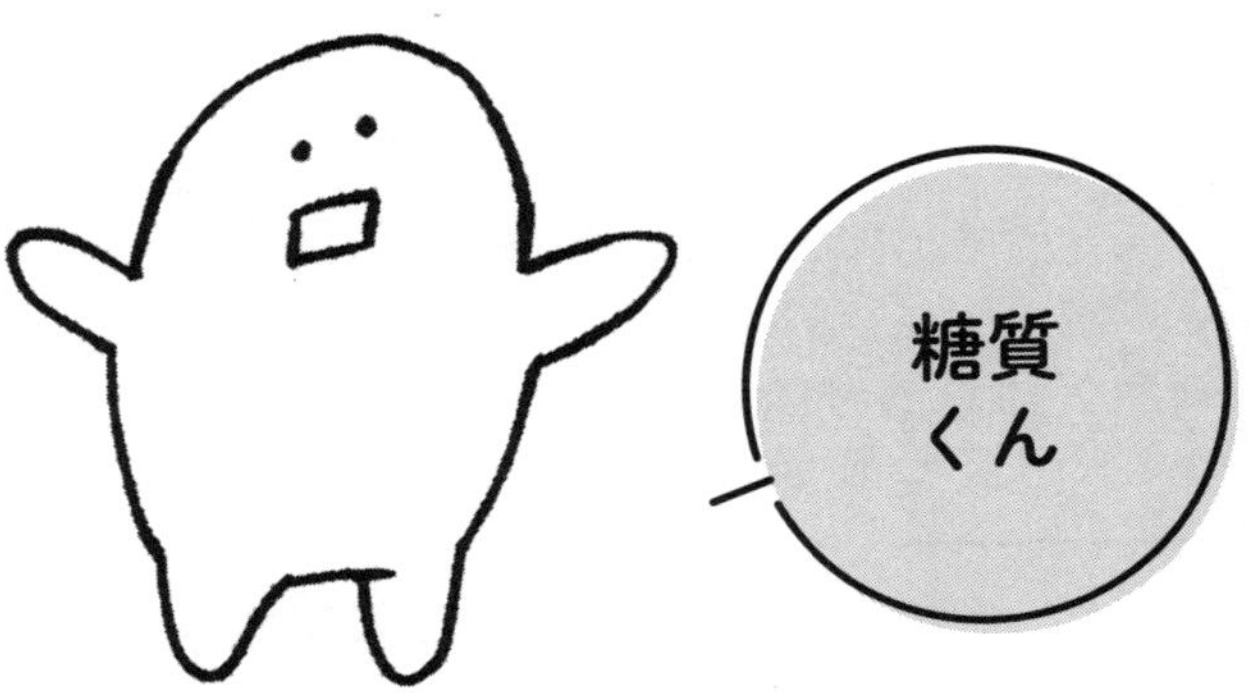

人間が生きていくために絶対に必要な栄養素のひとつ。体を動かすエネルギー源となり、脳を活性化させたり、体温を維持したりしてくれる。糖質くんがいなくなると、人間は死んでしまう。ただし、糖質くんの人数が増えて頑張りすぎると……。

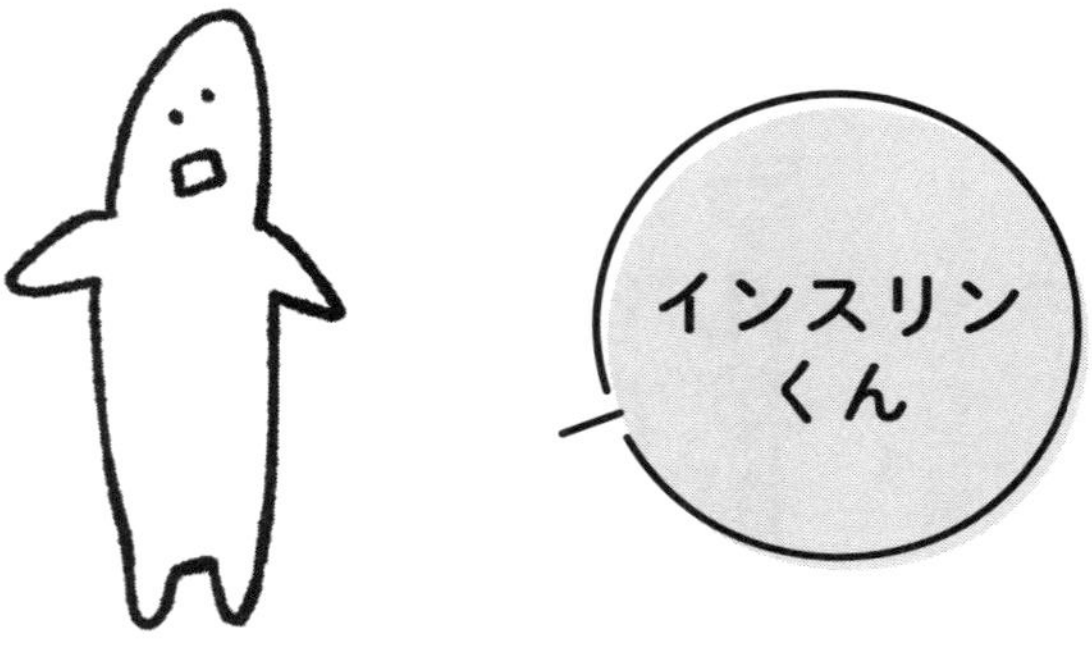

膵臓で生まれる、おもに血糖値を下げる働きをするホルモン。頑張りすぎている糖質くんたちの活動を抑制し、人間の体を肥満や高血糖から守ってくれる。糖尿病の患者さんにとっては頼もしい味方。

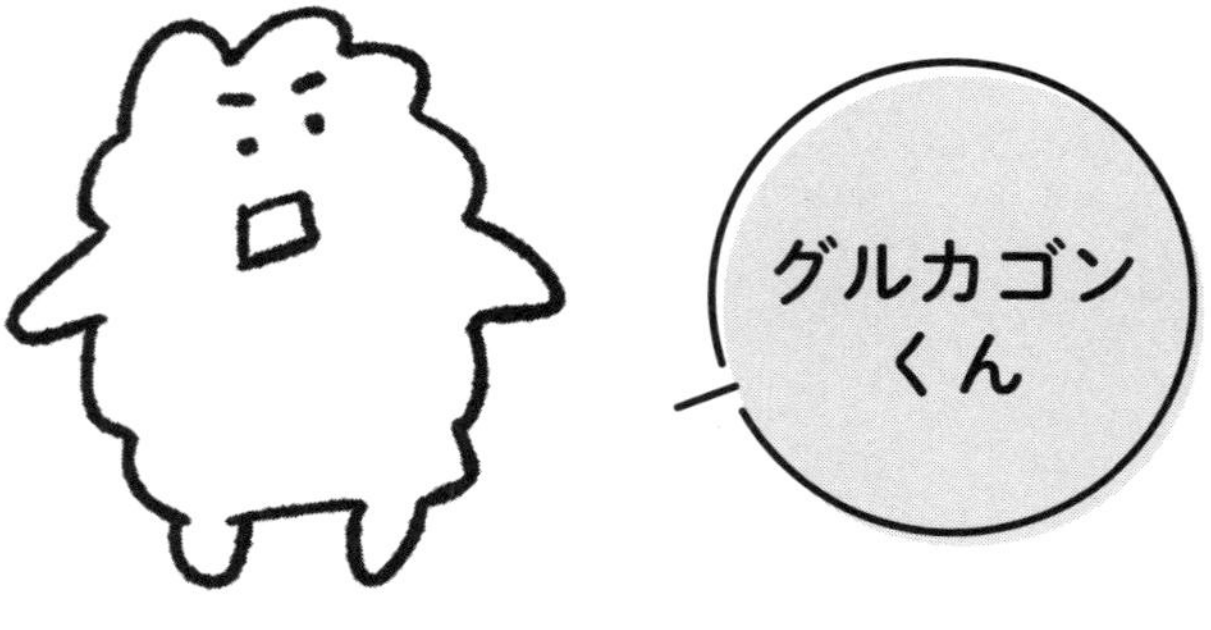

肝臓で新たな糖質くんを生みだす働き（糖新生）の手助けをするホルモン。インスリンくん同様、膵臓で生まれる。グルカゴンくんが必要以上に働くと、糖質くんの活動が活発になりすぎて、インスリンくんが困ることになる。

7日間でひとりでに血糖値が下がるすごい方法　目次

第1章 なぜ血糖ブースターがフル稼働してしまうのか

第2章

覚えておきたい糖尿病のシン常識15

第3章　血糖値がひとりでに下がる驚異の「1%メソッド」

第4章

血糖ブースターをオンにするNG生活習慣20

第5章 "即効性バツグン"血糖値を下げるお手軽テクニック14

第6章　「自宅でカンタンにできる」1％ストレッチ＋α

第1章

なぜ血糖ブースターがフル稼働してしまうのか

みなさんの血糖値に関する知識は間違いだらけ

私は長年、糖尿病をはじめとするさまざまな内臓疾患を抱える患者さんの臨床を行うと同時に、糖尿病に関する多角的な研究を進めてきました。

目的はもちろん、糖尿病に苦しむ人たちをひとりでも多く救うためです。

糖尿病は、血糖値が高い状態が続くと発症します。

糖尿病にならないため、あるいは糖尿病を改善させるためには、血糖値を下げなければなりません。

だから私は、「どうやったら血糖値が下がるのか」「最も効果的に血糖値を下げる方法は何か」について、徹底的に調べ尽くしてきました。

いわば、自他ともに認める〝血糖値オタク〟です。なかには私のことを「ミスター血糖値」と呼ぶ人もいます。

ちょっと恥ずかしい半面、これまで積み上げてきた実績と持っている知識には自信があるので、そう呼ばれるのをうれしくも思います。

血糖値、ひいては糖尿病について、まだ完全に解明されていない部分はたくさんあります。

その一方で、明らかになっている事実も枚挙にいとまがありません。

いいことと悪いこと。

やるべきこととやってはいけないこと。

これらははっきりとしています。

ベストと断言できなくても、ベターといえることならいくらでもある――これが現状です。

もちろん私は、効率的に血糖値を下げ、糖尿病を予防したり、改善させたりする方法を熟知しています。

しかし、日々患者さんと話していて、つねづね感じるのです。

血糖値や糖尿病について、誤解していたり、勘違いしていたり、最新情報をアップデートできていなかったりする人があまりにも多いことに。

なかには、正解と真逆のことを口にする患者さんもいます。そのたびに、「正しい知識と方法をみなさんに伝えなければならない」と思うのです。

血糖ブースター（＝糖新生）とグルカゴンが糖尿病の陰の主役に！

糖質（※炭水化物から食物繊維を除いたものの総称。食物繊維の含有比率はわずかなため、この本では「糖質≒炭水化物」として表現）を含む食品を摂取すると、血液中のブドウ糖の量が増え、血糖値が上昇します。

血糖値が上昇すると、ブドウ糖の量を減らす働きをするホルモンのインスリンが膵臓で分泌され、血糖値が下がります。

その際、ブドウ糖はエネルギーとして筋肉で消費され、一部がグリコーゲンという成分に変換されて筋肉に貯蔵されます。

このとき、摂取した糖質が多すぎると、処理しきれずに残った分が中性脂肪になります。

この中性脂肪が溜まると、太ります。

これを何度もくり返し、さらには運動不足、ストレス、加齢といった要素が加わると、インスリンの効きが弱くなることがあります。

この現象を、「インスリン抵抗性」と呼びます。

場合によっては、膵臓が弱ってしまいます。

インスリンがじゅうぶんに分泌されなくなることもあります。

そうすると、上がった血糖値が下がりにくくなり、高血糖になります。

そして高血糖（具体的な基準は空腹時血糖値126以上、食後血糖値200以上、ヘモグロビンA1cの数値6・5％以上）が続くと、2型糖尿病と診断されます（1型ならびに3型については、後ほど詳述します）。

これが糖尿病のメカニズムです。

「それくらいはすでに知っている」

そういう人も多いでしょう。

しかし、じつはこれ以外にも血糖値が上昇する要因、すなわち糖尿病のきっかけになるものがあることをご存じでしょうか。

それは、肝臓で起こる「糖新生」という現象と、膵臓で分泌される「グルカゴン」というホルモンです。

糖新生とは、筋肉や脂肪から糖質を作り出す働きのことで、体が低血糖になると起こります。

ふだん血糖値の高い人でも、食事などの生活習慣の影響を受けると血糖値が乱高下する「血糖値スパイク」が生じるので、低血糖とも無縁ではありません。

糖新生が頻繁に起こると血糖値の上昇に歯止めがかからなくなります。

私はこの現象に「血糖ブースター」と名づけました。

ブースターには、エンジンや電圧などのパワーを上げる機械、あるいは何かを後押しする人、といった意味があります。

糖新生という現象は、まさに血糖値の上昇に強烈に拍車を掛けるブースターそのものなのです。

一方のグルカゴンは、糖新生を促進する役割を果たします。

いわば、血糖ブースターのスイッチを押し、自らが燃料になるような存在です。

その結果、糖新生とグルカゴンの働きによって、体内に余計な糖質が送り込まれ、血糖値がさらに上昇してしまいます。

そんな背景もあり、さながらブースターのごとく血糖値を上昇させる糖新生と、そのサポート役のグルカゴンは、新時代の糖尿病対策の鍵を握る存在として、がぜん注目を集めるようになってきているのです。

糖尿病は平和と豊かさの象徴!?

糖尿病(1型を除く)は、いわば飽食がもたらす病気です。

飢餓状態にあったり、日々の食べものを確保するのが精いっぱいだったり、という人がなることはまずありません。

今でこそ途上国の糖尿病患者は増加傾向にありますが、それでもまだまだ先進国に比べると少ないです。

また、戦争中は糖尿病患者が減る傾向にあり、日本でも第二次世界大戦中は激減したという記録が残っています。

皮肉なことに、糖尿病は平和と豊かさの象徴でもあるのです。

美味しいごはんをお腹いっぱい食べることは、言わずもがな糖質の過剰摂取に直結します。

炭水化物（糖質）は人間が生きていくうえで欠かすことのできない三大栄養素のひとつではあるものの、適量を超えたとたん〝毒〟にその姿を変えます。

糖質の摂取を意図的にセーブしたり、血糖値の上昇を抑える工夫をしたりしないと、みなさんの寿命を縮めることになってしまうのです。

このように、糖尿病は我々人類にとって深刻な病気です。

しかしそれは、一般大衆が炭水化物を比較的自由に食べられるようになった、ここ数百年程度の話。それ以前は、糖尿病に苦しむ人たちは今よりもはるかに少なかったでしょう。

逆に、人類が麦、米、そばなどの穀物を作るようになる前は、糖質を摂ること自体がむしろ難しかったと想像できます。

狩猟・採集によって野生の獲物を取って食べていた時代、摂取できる栄養素のほとんどは、たんぱく質と脂質だったのではないでしょうか。

糖質は、森や林の中でなっている果物や木の実などから、ごく少量摂取することができていた程度だったはずです。

糖質はパワーと瞬発力に富んだ、体にとってものすごく大事なエネルギーです。糖質が不足している状態で、体をしっかり動かすことはできません。

現在は1日3食が一般的ですが、大昔は1日1食、もしくは獲物を得ることができなければ、食事にありつけない日もあったと思います。

ではなぜ、人類は絶滅せずに生き続けることができたのか。

筋肉や脂肪から糖質をつくってくれる「糖新生」という最低限の血糖値を維持するシステムが、人間の体に備わっているからです。

危機的状態から命を守ってくれる「糖新生」

糖新生とは、体内にある糖質以外の物質からグルコース（ブドウ糖）を生産する働きのことで、脳が低血糖を感じると肝臓で起こります。

使われる糖質以外の物質は多岐にわたりますが、おもに筋肉や脂肪と理解するのがいちばんわかりやすいでしょう。

低血糖はいわば、人間にとっての危機的状態です。

「ヤバい。このまま血糖値が下がりすぎたら死んでしまう……」

私たちの体（脳）が、無意識のうちにこのように感じます。そして、体内にあるものを総動員して、なんとか血糖値を維持しようとします。

これが糖新生です。

具体的なメカニズムを簡単に説明しましょう。

まず、脳が生命の危険を察すると、グルカゴンやアドレナリンといった血糖値の上昇を促すホルモンを分泌します。すると、筋肉にあるアミノ酸や脂肪にあるグリセロールなどの成分が溶かされて肝臓に運ばれ、グルコースに変換されます。

この一連の働き＝糖新生によって、血糖値の下降を食い止め、糖質不足による死を回避することができます。だから大昔の人類は、食べものから豊富な糖質を摂取できなくても、死に絶えることはなかったのです。

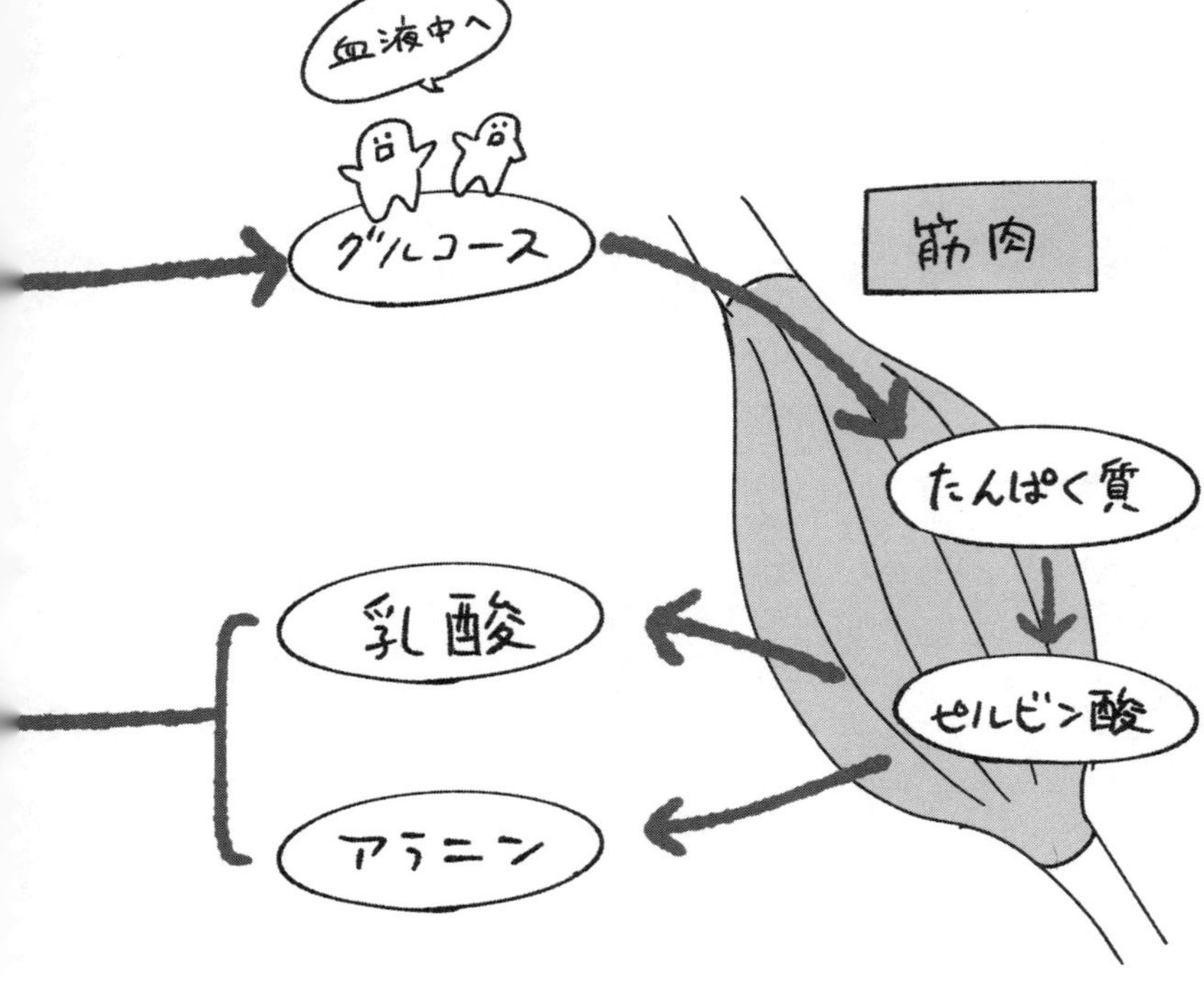

かつては人類の救世主だった糖新生

食べものから糖質を摂取できなくても、糖新生が不足分を補ってくれる。だから人類は絶滅せずに生き延びることができた。しかし現在は「血糖ブースター」の側面を持つように……。

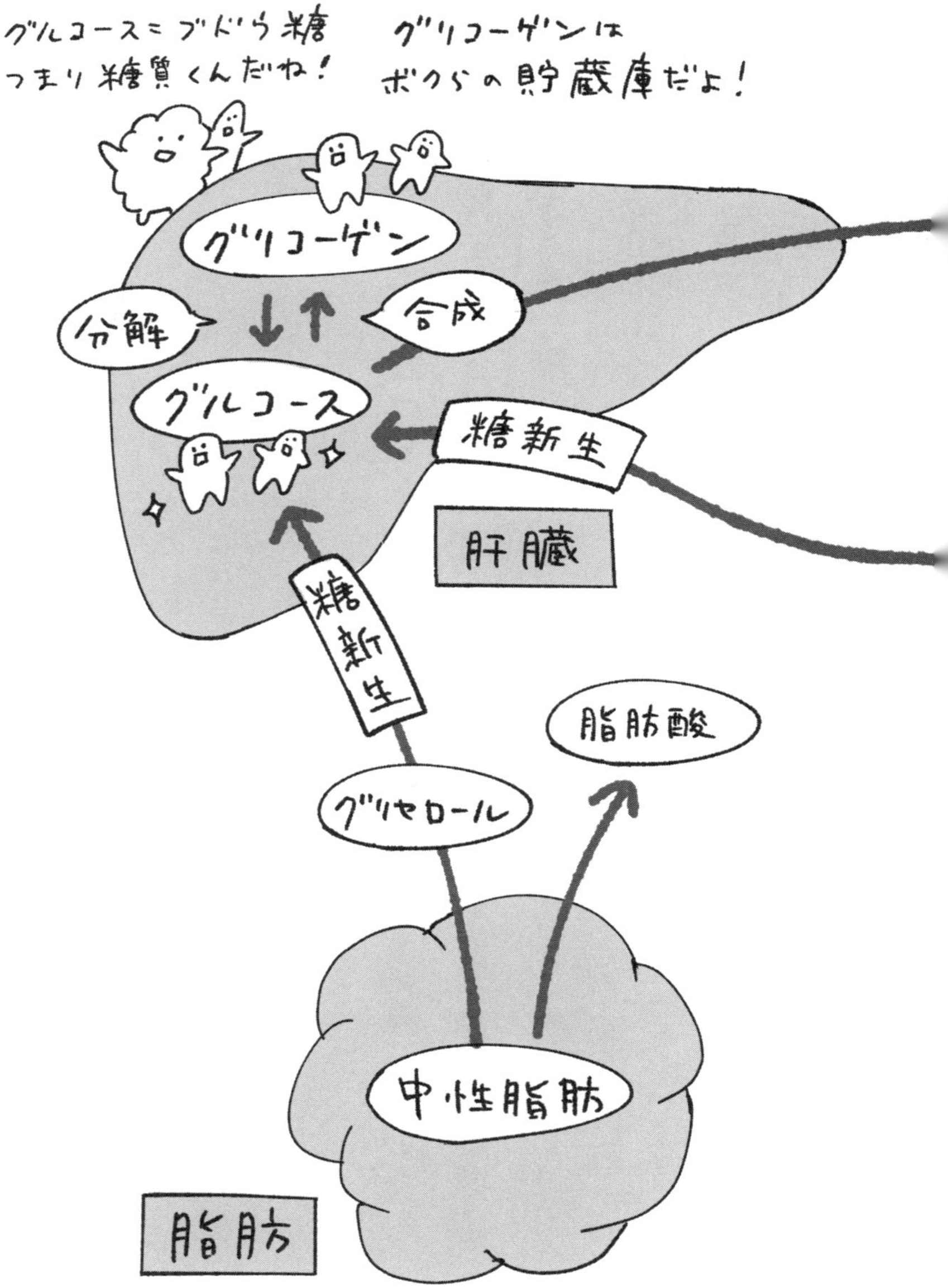
グルコース＝ブドウ糖
つまり糖質くんだね！
グリコーゲンは
ボクらの貯蔵庫だよ！
グリコーゲン
分解
合成
グルコース
糖新生
肝臓
糖新生
脂肪酸
グリセロール
中性脂肪
脂肪

糖新生が救世主から厄介者に

ここでみなさんに意識していただきたいのは、我々人間はもともとそういう生きものだった、すなわち糖新生ありきで生きていた、ということです。

いつごはんを食べられるかがわからないので、絶滅しないため、子孫を残すために、ごはんが確保できないなどの緊急事態に対応できるように、糖新生という機能は存在していると考えられます。

だから、グルカゴンやアドレナリンなど血糖値を上げるホルモンがいくつもあるのは、理にかなっていることといえるのです。

ちなみに、血糖値を下げるホルモンはインスリンの1種類しかありません。

しかし、人間の食事が炭水化物中心になり、形勢が逆転しました。糖新生に全面的に頼らなくても、糖質を摂取できるようになったからです。むしろ、必要以上に摂りすぎてしまうという、真逆の状況が生まれました。当然、上がりすぎた血糖値を下げなければならないのですが、人間の体にあるのは血糖値を上げるホルモンばかりで、血糖値を下げるホルモンはひとつしかない――このアンバランスさが、糖尿病を激増させる原因になったのです。

糖新生という働き自体は人間にとっては大きな味方になり得るのですが、現代型の食事によって救世主としての出番は大きく減り、高血糖に導く血糖ブースターの側面を持つようになってしまいました。

人類は、麦や米などの穀物を作るという大発明をして、文明も大きく栄えましたが、それによって苦しめられている部分もあるのです。

この状況をいかにして乗り越えるか。

これがこの本の大きなテーマのひとつであると、私は考えています。

脳に危機感を与える「血糖値スパイク」

ここで次のように考えた人は多いと思います。

「現代人は糖質を摂りすぎているから、糖新生は起こらないんじゃないの?」

「低血糖なんて、先進国ではほぼ無縁のものでしょう」

そんなことはありません。この飽食の時代にあっても、じつは誰の体の中でも糖新生は起こっています。

鍵を握るのは血糖値です。

糖尿病の原因は高血糖、ではあるのですが、糖尿病の患者さんは24時間365日、つねに血糖値が高い状態にあるわけではありません。平均的に高いことは間違いないものの、上がったり下がったりをくり返しています。

食事、運動、睡眠、その他生活のあらゆるリズムに連動する格好で、血糖値は上下動します。もちろん、糖尿病の薬を飲んだり、インスリンの注射を打ったりしたら、血糖値は下がります。

糖尿病を患っていない一般の人でもそれは同じです。行動や時間帯によって、血糖値は上がりも下がりもします。

この現象が激しくなった状態を「血糖値スパイク」といいます。

ここで注目したいのは、血糖値スパイクが起こると誰でも血糖値は下がる、つまり低血糖になることはある、という事実です。

飢餓状態ではなくても、血糖値が低くなると脳は生命の危機を感じ、血糖値の上昇を促すホルモンに信号を出します。

「この肉体が死なないように、血糖値を上げる働きをしなさい」と。

すると、グルカゴンやアドレナリンが職務を遂行して、血糖ブースターのスイッチをオンにしてしまいます。

これが、現代人にまつわる糖新生の実態なのです。

糖尿病は「膵臓の病気」から「肝臓の病気」へ

血糖値スパイクに端を発する糖新生は、本来必要のないものです。一時的に血糖値が下がった状態を脳が「危機的」と勘違いして起こってしまっているだけであり、糖質そのものはじゅうぶんに足りています。

だから、結果的に体内に余分な糖質を供給することになってしまいます。

そして困ったことに、これが糖尿病の一因になっているのです。

つまり、糖尿病のリスクを低減させるためには、血糖値スパイクの波を緩やかにし、できるだけ低血糖にならないようにすることが重要で、余計な糖新生が起こらないようにする必要があるということです。

これまで糖尿病は「膵臓の病」とされてきました。血糖値を下げる働きのある唯一のホルモン・インスリンが、膵臓で分泌されるからです。

このインスリンの働きによって糖尿病の症状（良し悪し）が大きく変わることから、膵臓にスポットが当てられてきました。

今は、「糖尿病の主役は肝臓」と言っていいと思います。

インスリン（膵臓）についてはあらゆる角度から研究され尽くされた感がありますが、糖新生（肝臓）にはあまり目を向けられておらず、まだわかっていないこともあるからです。

低血糖になり、血糖ブースターの働きが活発になると糖尿病が悪化することは間違いないので、そこを検証していく必要があります。

また、糖新生を切り離して考えても、糖尿病と肝臓は密接に関係しているといえる部分もあります。

理由は、中性脂肪が肝臓に蓄積されて脂肪肝になると、インスリンが効きにくい体質になっていくからです。

脂肪肝を回避しつつ 糖新生を整えることがとても重要

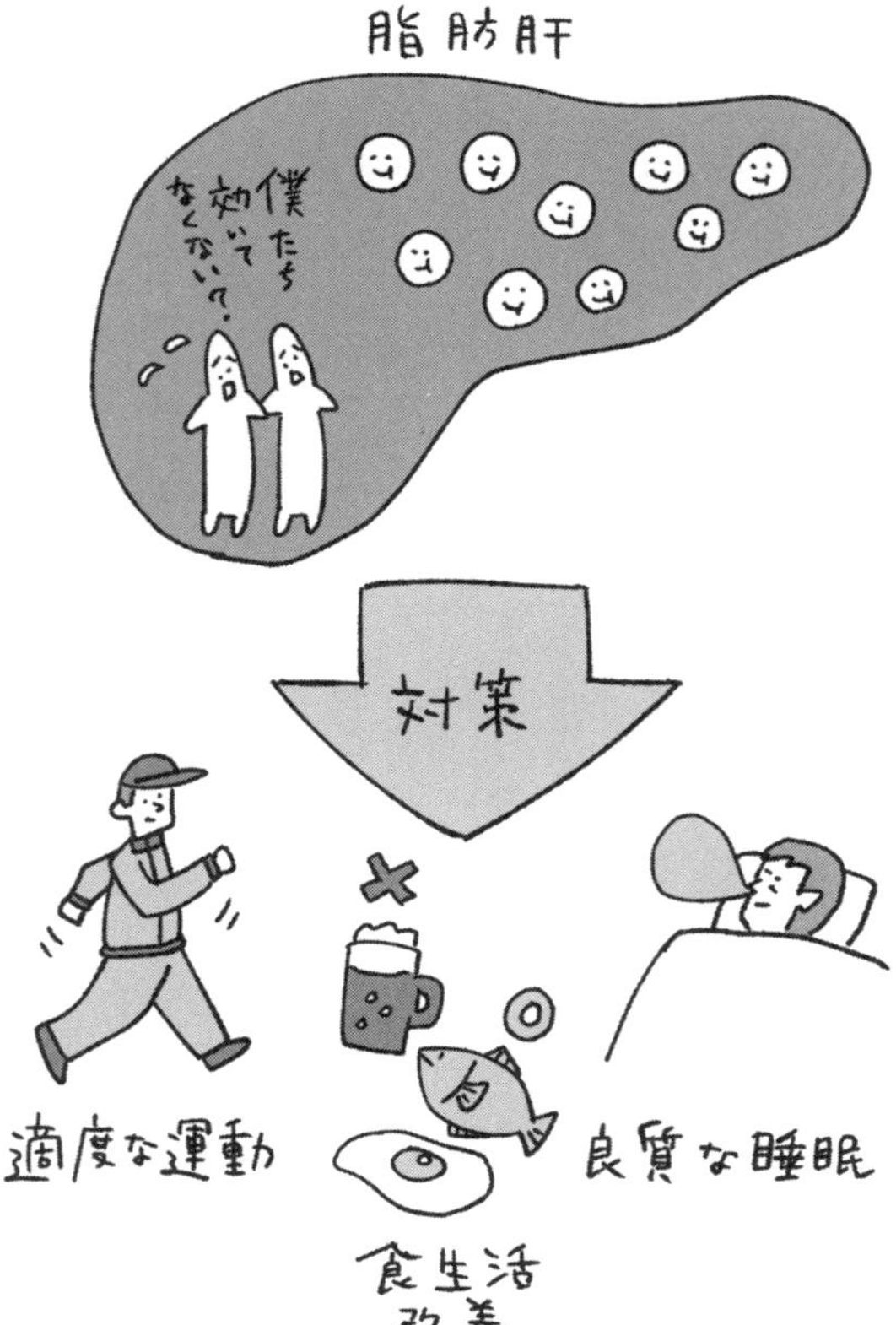
脂肪肝
僕たち効いてなくない?
対策
適度な運動
良質な睡眠
食生活改善

多方面からアプローチしないと、糖尿病に別れを告げることはできない。脂肪肝にならないことと糖新生を整えることもまた、糖尿病対策に不可欠の要素となる。

これが、糖質を摂りすぎているわけでもないのに平常時の血糖値が高くなる状況をまねきます。

すると血糖値スパイクの上下動の幅が大きくなり、低血糖になったときに血糖ブースターがフル稼働し、体が糖質を欲していないときでもどんどん作られていくという、この上ない悪循環が生まれるのです。

このように、糖尿病のことを気にしている人が今、目を向けるべきは肝臓といえます。

脂肪肝にならないことと糖新生を整えること——これなくして糖尿病対策は成立しないといっても過言ではないのです。

最終的には「1％メソッド」に帰結

脂肪肝のおもな原因は、食べすぎ（糖質の過剰摂取）と運動不足がもたらす肥満です。さらに、アルコールのとりすぎも大きく影響します。

また、食事の量を減らす過度なダイエットなどによるたんぱく質不足も、中性脂肪が肝臓に溜まりやすくなる原因になります。

対策はいたってシンプルで、その逆のことをすればＯＫです。

食べすぎない（糖質を摂りすぎない）こと。適度に運動をすること。アルコールを控えること。ダイエットをするにしても、たんぱく質はしっかり摂ること。

これらを少しずつでも実行すれば、脂肪肝は改善されます。

では、糖新生を整えるためには何をすればいいでしょうか。

「マスト」といえるのは、この本に書かれている、血糖値がひとりでに下がる「1%メソッド」を忠実に実践することです。

具体的には、第4章で言及する「間違った生活習慣（おもに食生活）」をやめ、第5章で公開する「血糖値を下げるお手軽テクニック」を実践し、第6章で紹介する「1%ストレッチをはじめとする簡単な運動」に取り組むことです。

そうすれば、おのずと平常時の血糖値は下がり、血糖値スパイクの波が緩やかになり、低血糖がもたらす不要な糖新生（血糖ブースターの過剰稼働）が起こりにくくなります。

結局のところ、意識を向けるべきことは、食事であり、運動であり、睡眠であり、という「今まで糖尿病対策としてさんざん言われてきたこと」です。

ただ私の場合は「血糖ブースターのスイッチをオンにしないため（糖新生を整

える《ため》)」に重きを置いています。

ですので、同じ手段や方法でも通る道や目指すゴールはちょっと違うと思っています。

血糖ブースターのスイッチをできるだけ入れないことが、糖尿病を改善させるための最短ルート――。

そのように考えているということです。

みなさんの血糖値が下がらない本当の理由

糖新生に関しては最近、新たに明らかになってきていることもあります。

ここで大きく取り上げたいのは、先ほどから何度も登場しているグルカゴンというホルモンの存在です。

グルカゴンは膵臓で作られるホルモンのひとつで、血糖値の上昇や消化管の運動を抑制する作用があります。脳が低血糖によって危機的状態と感じたときに分泌され、糖新生を助ける働きをすることはすでに述べたとおりです。

このホルモンについては、まだ解明されていないことはたくさんありますが、インスリンと同じく膵臓で分泌されるので、補完関係にあると考えられています。一方は血糖値を上げるホルモン。もう一方は血糖値を下げるホルモン。健常な人の場合、両者がシーソーのようにうまくバランスを取って、血糖値をファインチューニングしていることをイメージするとわかりやすいでしょう。

日本国内でグルカゴンを専門的に調べている医師や研究者は数えるほどしかおらず、全員が同じ見解を示しているわけではありません。

なかには「グルカゴンの過剰分泌が糖尿病の原因」説を唱える専門家もいます。

このように近年ものすごく注目されています。

まだ解明されていないことが多いのは事実ながらも、私は長年、糖新生の研究に心血を注いできたから、はっきりいえることがあります。

糖新生が起こる際にはグルカゴンが使われ、それによって血糖値が大きく跳ね上がることが確認できているということ。


裏を返すと、グルカゴンをブロックできれば、血糖値の上昇を抑えられるということです。


実際に、糖尿病のモデルマウスにグルカゴンを抑える薬を打ったら、症状が改善された実験結果もあります。

これまでの糖尿病治療の常識は「インスリンによっていかに血糖値を下げるか」でした。

今後は「グルカゴンをブロックしていかに余計な糖新生を抑えるか」が新たな常識として加わってくる可能性があるということです。

グルカゴンが分泌される量は個体差なのか、それとも生活習慣や食生活の違いなのか、まだ結論は出ていません。

ただ、2型糖尿病の患者さんに関しては、インスリンが出ているにもかかわらず、グルカゴンも過剰に出ているというデータが示されています。

本来であれば、食後は血糖値が上がるのでグルカゴンの数値は下がってしかるべきなのですが、2型糖尿病の患者さんは食後でも、グルカゴンの数値が高いのです。

すなわちこれは、ただでさえ血糖値が上昇する食後に、血糖ブースターの起動スイッチまでもが入りかねないということ。

まさにダブルパンチで、血糖値はさらに上昇してしまうというのが、現時点における有力な説になっています。

これまでは「血糖値が高い＝インスリンが出ない」というのが定説でした。しかし実際は、インスリンだけの問題ではないことが、徐々に明らかになってきています。

インスリンは出ている。ではあるものの効きが悪く、さらにその背景にはグルカゴンというホルモンがあり、糖新生という現象を起こして無尽蔵にグルコースを作ってしまっている――これが現実なのです。

だから、みなさんの血糖値は簡単に下がらないのです。

グルカゴンの過剰分泌が糖尿病の原因とする説も!?

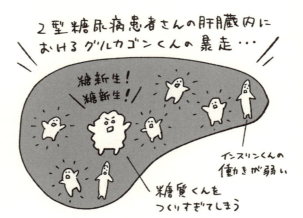

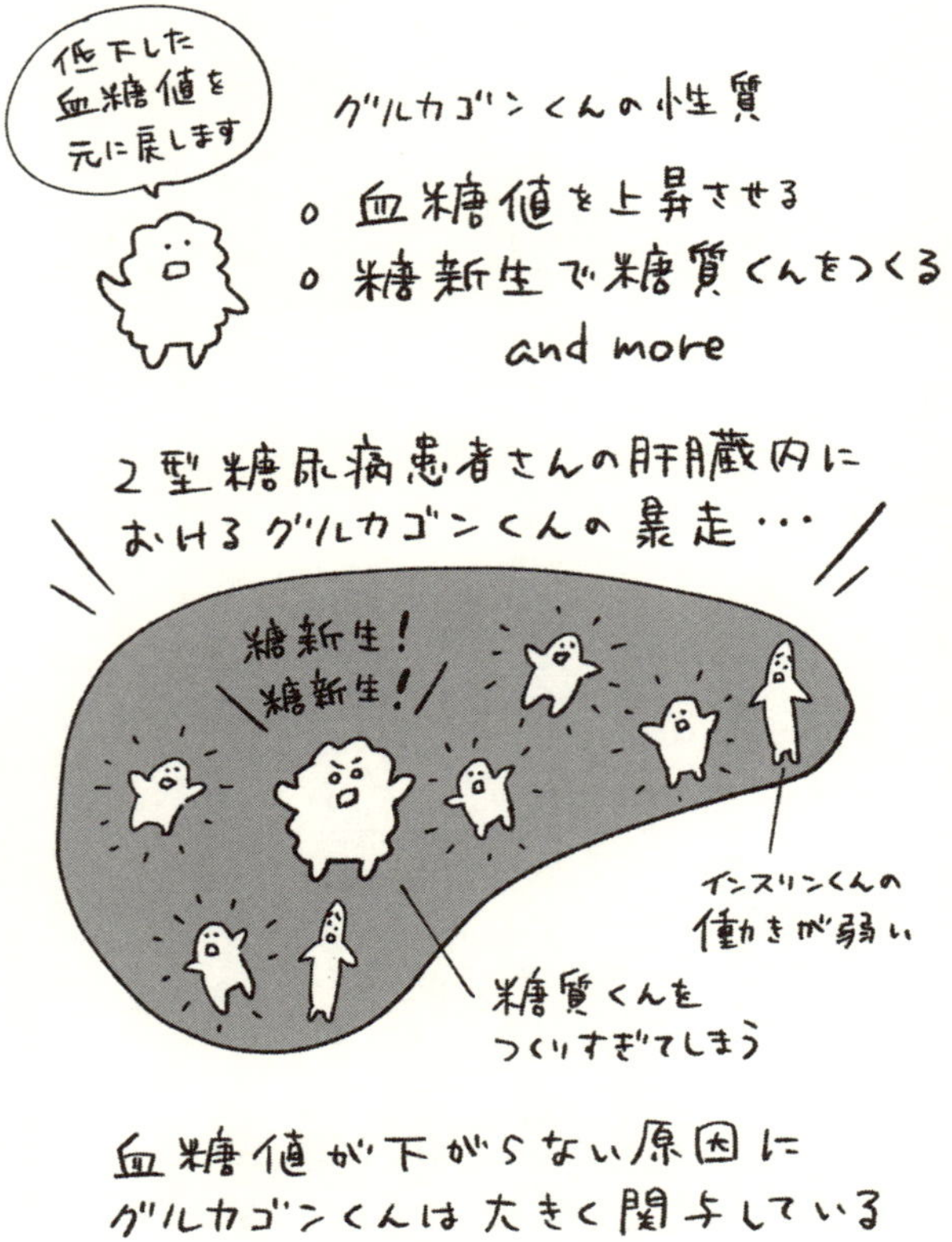

グルカゴンが頑張りすぎると、糖新生が亢進してしまう。すなわち、血糖ブースターがオンになってしまう。それを避けるためには、グルカゴンをブロックしなければならない。

いかにしてグルカゴンを抑えるかが目下の課題

もちろん、ここで誰もが考えるのが「グルカゴンの分泌を抑える方法はあるのか」でしょう。

結論からいうと、はっきりとしたことはまだわかっていません。

後述するように、グルカゴンの抑制に期待できるとされている薬はあることにはあるのですが、劇的な効果があるとはいいきれない状況です。グルカゴンに対してピンポイントに効く薬はいまだに開発されていません。

グルカゴンは未知の領域の多い存在で、今がまさに研究の過渡期にあり、どんどん新たなことが明らかになってきていますし、今後驚くべき事実が発見される可能性もあります。

いずれにせよ、血糖値、ひいては糖尿病に大きく関係していることだけは間違いありません。

私も独自にグルカゴンのことは調べていて、「エビデンスはないけれど、もしかしたらこうかもしれない」という推測はいくつか浮上してきています。

ひとつは、青魚などの油に含まれるＥＰＡやＤＨＡといった成分が、グルカゴンの分泌の抑制に寄与するのではないかということ。

同じように、食物繊維をしっかり摂れば、グルカゴンの過剰分泌を抑えられるかもしれないということ。

このあたりを、可能性のひとつとして挙げることができます。

グルカゴン抑制に期待がかかるGLP－1

また、GLP－1というホルモンが増えると、グルカゴンの分泌が減るとも考えられています。

GLP－1は、食事をすると小腸から分泌され、膵臓に働きかけてインスリンの分泌を促してくれることはわかっていましたが、じつはグルカゴンにも影響している可能性が示唆されているのです。

よって、血糖値を下げる強力な救世主として期待されています。

食べるとGLP－1が増える食材も検証されていて、わかめなどの海藻類、大豆などの豆類、アーモンドなどのナッツ類、そのほか、こんにゃく、オーツ麦、ごぼうなどが、効果的なものとして挙げられています。

GLP-1が増えればグルカゴンが減り、血糖値が下がる――こういう好循環が見込めるのです。

ただし、GLP-1には体内活性が5分程度で消失してしまうという弱点があります。ほんのわずかな時間しか働いてくれません。

そこで現在は、GLP-1の働きをより長時間にする目的で受容体作動薬（薬剤）が開発され、実際の医療現場で使用されています。

この薬は血糖値が高いときのみ、インスリンの分泌を促してくれるので低血糖の心配もなく、とても使いやすいです。実際に効果もしっかりありますし、もしかしたらグルカゴンの抑制にも貢献しているかもしれません。

懸念点は、胃腸障害（下痢、便秘、吐き気）などの副作用があることです。詳しいメカニズムはわかっていませんが、脳や腸に作用して食欲低下が起こります。この食欲低下の副作用によって、おのずと体重は減っていきます。

「それならば、肥満解消になって万々歳ではないか」

そう思いたいところなのですが、食欲低下によってやせるので、都合よく体脂肪だけは落ちてくれません。

同時に、筋肉量も低下してしまうのです。

そこをどうカバーするかが、現在の課題といえるでしょう。

この本（第6章）で推奨している1％ストレッチをはじめとする簡単な運動は、あくまで血糖値の上昇を抑えるために行うものですが、続ければ当然、筋肉は鍛えられていきます。

よって、GLP-1の薬を服用されている人にも、筋肉量の低下を防止するために積極的に取り組んでいただきたいですね。

第2章

覚えておきたい糖尿病のシン常識15

ここ50年のあいだに20倍に激増！

シン常識1

糖尿病は5人に1人がなる身近な病気

人類の歴史上、糖尿病がここ数百年くらいのあいだに浸透した病気であることは、すでに述べたとおりです。

しかし、人々が比較的質素な食生活を送っていた昭和20～30年代までは、社会問題になるようなレベルではありませんでした。

爆発的に増えて状況が一変したのはここ50年程度の話。飽食の時代が訪れてからのことです。

今から約50年前、昭和40年代後半における日本人の糖尿病患者は、100人に1人ほどでした。それが現在では、5人に1人の割合でかかる病気になっています。

わずか50年で、なんと20倍です！

精米技術の向上、食の欧米化（ハンバーガー、ピザ、パスタなどの一般化）、コンビニエンスストアやファストフードチェーンの出現と拡大、スイーツやスナック菓子の多様化、などなど、糖質過多の食生活を後押しするようになった要因を挙げだしたらきりがありません。

そして、それに追い打ちをかけたのがコロナ禍です。在宅ワークを採り入れる人が増え、それにともなって体を動かす時間が減りました。要するに、運動不足の人が増えたということです。

私のクリニックを訪れる患者さんを診ていて、若かったり、やせていたりするのに血糖値がものすごく高く、「え？　まさかこの人が……」と思うケースも最近多くなりました。コロナ禍が落ち着いて運動不足の解消に若干向かいつつあるとはいえ、みなさんの食生活が激変することはないでしょう。

私は、この先30代半ばくらいから糖尿病を発症する人がどんどん増えていくと予想しています。誰もが、他人事ではないのです。

何ごとも「過剰はよくない」の典型例!

シン常識2 ―― 糖尿病患者もインスリンはたくさん出ている

糖尿病は、おもに1型と2型に大別されます。

1型糖尿病は、血糖値の上昇を抑える働きをするホルモンのインスリンが、膵臓からほとんど出なくなってしまうことが特徴で、治療にはインスリン製剤(注射)が不可欠になります。糖尿病全体の約5%が、1型であるといわれています。

一方の2型糖尿病は、糖質の過剰摂取や生活習慣がかかわってくるタイプで、糖質のセーブや生活習慣の改善によって、症状を良くしていくことができます。2型の患者さんの膵臓からは、インスリンはちゃんと分泌されます。

しかし世の中には、1型も2型もひっくるめて「糖尿病＝インスリンが出ない」と、誤った認識を持っている人がけっこういます。とんでもありません。2型の場合、インスリンはしっかり出ています。むしろ、ドバドバ出ている人のほうが多いくらいです。

「インスリンがたくさん出ているのなら、血糖値は下がって糖尿病にはならないんじゃないの？」

そう思いますよね。もちろん、健康な人のインスリンはしっかり働いてくれるのですが、糖尿病患者の場合はインスリンが出すぎた状態が続くため、徐々に人間の体がインスリンに拒否反応を示す（抵抗する）ようになっていきます。

だから、インスリンは出ているのにあまり効かず、血糖値がなかなか下がらない状況が生まれてしまうのです。これを「インスリン抵抗性」と呼びます。

適正量であれば問題なく効くけれど、量と回数を重ねるとだんだん効かなくなるという、まさに抗生物質と同じようなメカニズムです。

脂肪肝になるとインスリン抵抗性が増長することもわかっているので、肥満やアルコールのとりすぎも命取りになります。

目指すべきは、食事と生活習慣を変えてインスリンが効きやすい体質にすること。これに尽きるといえるでしょう。

お年寄りや2型の患者が突如1型になることもある!

シン常識3 ―― 1型糖尿病は遺伝性でも先天性でもない

1型糖尿病と2型糖尿病の治療法の違いを理解できていても、原因について誤解している人は大勢います。とくに1型に関しては、おそらく正確に理解できている人のほうが少ないのではないでしょうか。

多く見受けられるのが、「両親から遺伝する病気」と「生まれつき症状のある先天性の病気」の2点です。

仮に両親が1型糖尿病だとしても、発症率は3～5%程度といわれています。遺伝はしません。

むしろ、食事や生活習慣などの影響を大きく受ける2型のほうが、同じ環境で育つために関連性は圧倒的に高く、両親ともに2型糖尿病の場合、将来的に半数ほどの人が発症するという報告もあります。

また、1型は小児の患者も散見されることから、先天性の病気と思われがちですが、それも違います。生まれつき、というわけではありません。後天性の病気です。

お年寄りが1型を発症することもありますし、2型糖尿病の人が途中から1型になる、というレアケースもあります。

1型糖尿病は、進行のペースに個人差はあるものの、発症するとインスリンが分泌されにくくなり、最終的にはほとんど出ない状態になります。一生、インスリン治療が必要となる、とてもやっかいな病気です。

はっきりとした原因は不明ながら、1型糖尿病になったばかりの患者さんを調べると、数週間前に風邪のような症状になっているケースが多いので、ウイルスによる可能性が高いと指摘されています。体内に侵入したウイルスが、インスリンの分泌源である膵臓のβ細胞を破壊するというのが、最も有力な説です。

世界的に見ると、日本人は1型の少ない民族なのですが、もちろん安心はできません。血糖値のコントロールだけでは防げない糖尿病もあるということを、覚えておきましょう。

近年がぜん注目を集めている存在は3型！

シン常識4　糖尿病が原因で起こる認知症がある

1型、2型を問わず、治療をおろそかにしている場合や、治療をしても残念ながら効果があまり認められない場合は、当然ながら高血糖が続き、糖尿病の症状はどんどん悪化していきます。

そうなると、怖いのは合併症です。①神経障害、②網膜症、③腎臓障害が「三大合併症」と呼ばれ、それぞれ症状が進むと、①は足（指）の壊疽（切断）、②は失明、③は人工透析という、たいへん恐ろしい結末を迎えることになります。

それ以外に、脳梗塞や心筋梗塞に直結することもよく知られています。

そして最近は、糖尿病と認知症の関係性がとりわけ注目されています。認知症を発症する人の大半を占めるタイプの「アルツハイマー型」と「脳血管性型」の両方が、糖尿病が原因で起こるケースもあるといわれているのです。

アルツハイマー型は、アミロイドβという脳内で作られるたんぱく質がゴミとして溜まっていき、しだいに正常な神経細胞が侵されて物忘れが激しくなるのが特徴です。このアミロイドβは、ＩＤＥというインスリン分解酵素によって分解されます。

しかし、高血糖状態にある糖尿病患者は、ＩＤＥがインスリンの分解に使われることによって不足し、アミロイドβにまで手が回らない状況になってしまうのです。これはすなわち、アルツハイマー型認知症が進行する要因になります。

糖尿病を放っておくと認知症になる可能性も!?

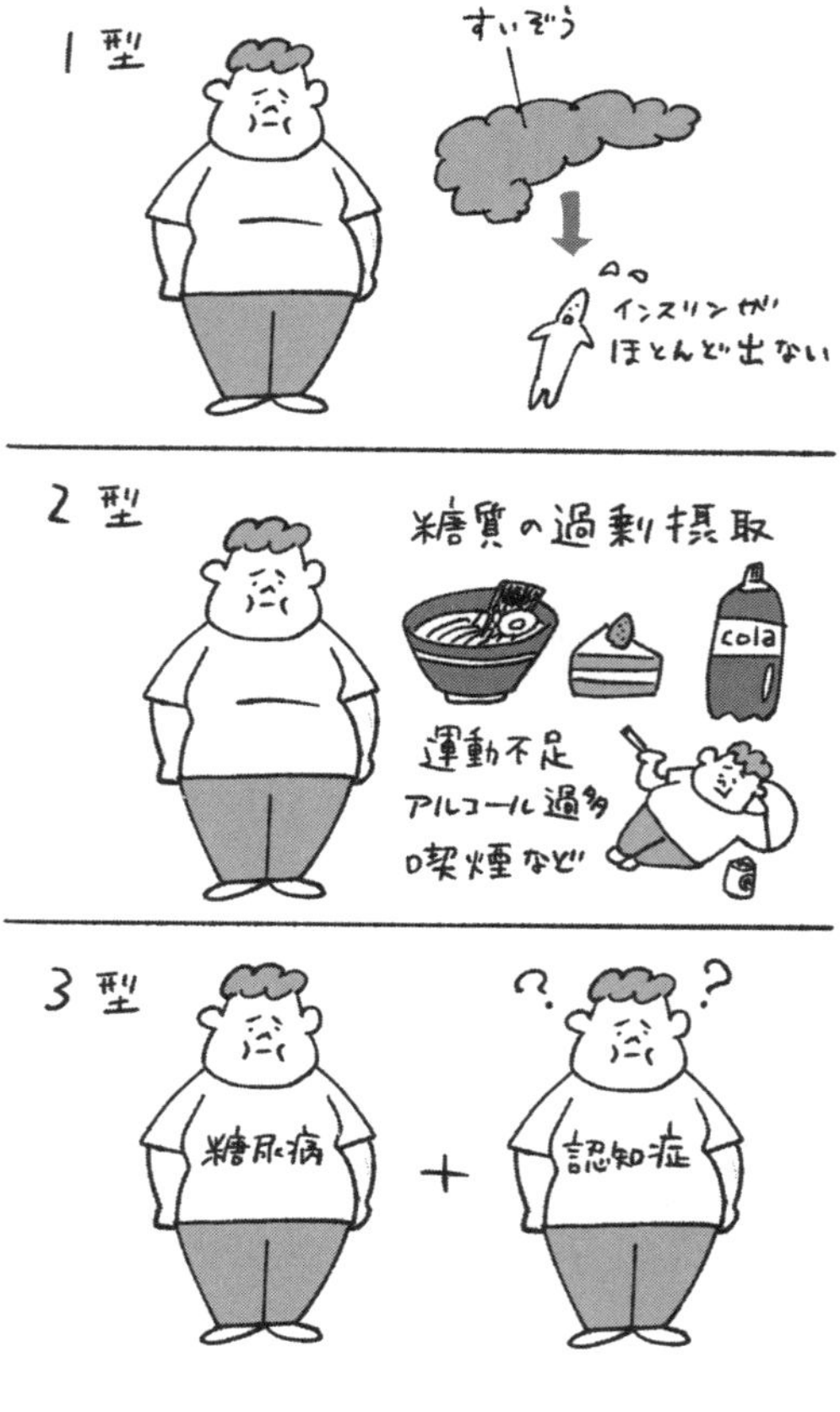
1型
すいぞう
インスリンが
ほとんど出ない
2型
糖質の過剰摂取
cola
運動不足
アルコール過多
喫煙など
3型
糖尿病
+
認知症

インスリンが出にくくなるのが「1型」。糖質の過剰摂取や生活習慣が原因になるのが「2型」。そして近年は、認知症をともなう「3型」に注目が集まっている。

脳血管性型は、脳の細い血管の詰まりが物忘れにつながるのですが、こちらも高血糖がもたらす動脈硬化にダイレクトにリンクします。脳血管性型認知症の悪化とは無関係ではありません。

この認知症をともなう糖尿病のことを、現在では「3型糖尿病」に分類するようになっています。糖尿病が悪くなると、認知症になることもある――この事実をぜひ知っておきましょう。

血糖値スパイクは百害あって一利なし！

シン常識5 ―― 血糖値は一日中めまぐるしく上下動する

みなさんは血糖値の変動にどんなイメージをお持ちでしょうか。

「食事や運動、ホルモンのバランスなどによって数値が変わるのは知っているけど、何十も変わるのものではないでしょう。だいたい一桁範囲内の変動じゃないの？」

このように考えている人はけっこういるはずです。

しかし、それは大間違いです。健康な人でも10や20はすぐに変動します。食事のあとは、もっと上がります。糖尿病患者のなかには、食後に100以上変動する人もいます。まさに二次関数のグラフのように、急上昇していくのです。

そして当然のように、血糖値が上がるとインスリンがフル稼働し、しばらくすると食前と同じくらいの数値にまで下がります。場合によっては、それよりもさらに、必要以上に下がってしまうこともあります。

このように、血糖値は一日中めまぐるしく上下動しているのです。この現象を「血糖値スパイク」といいます。血糖値スパイクは、百害あって一利なし。人間

血糖値は絶えず一定ではない！

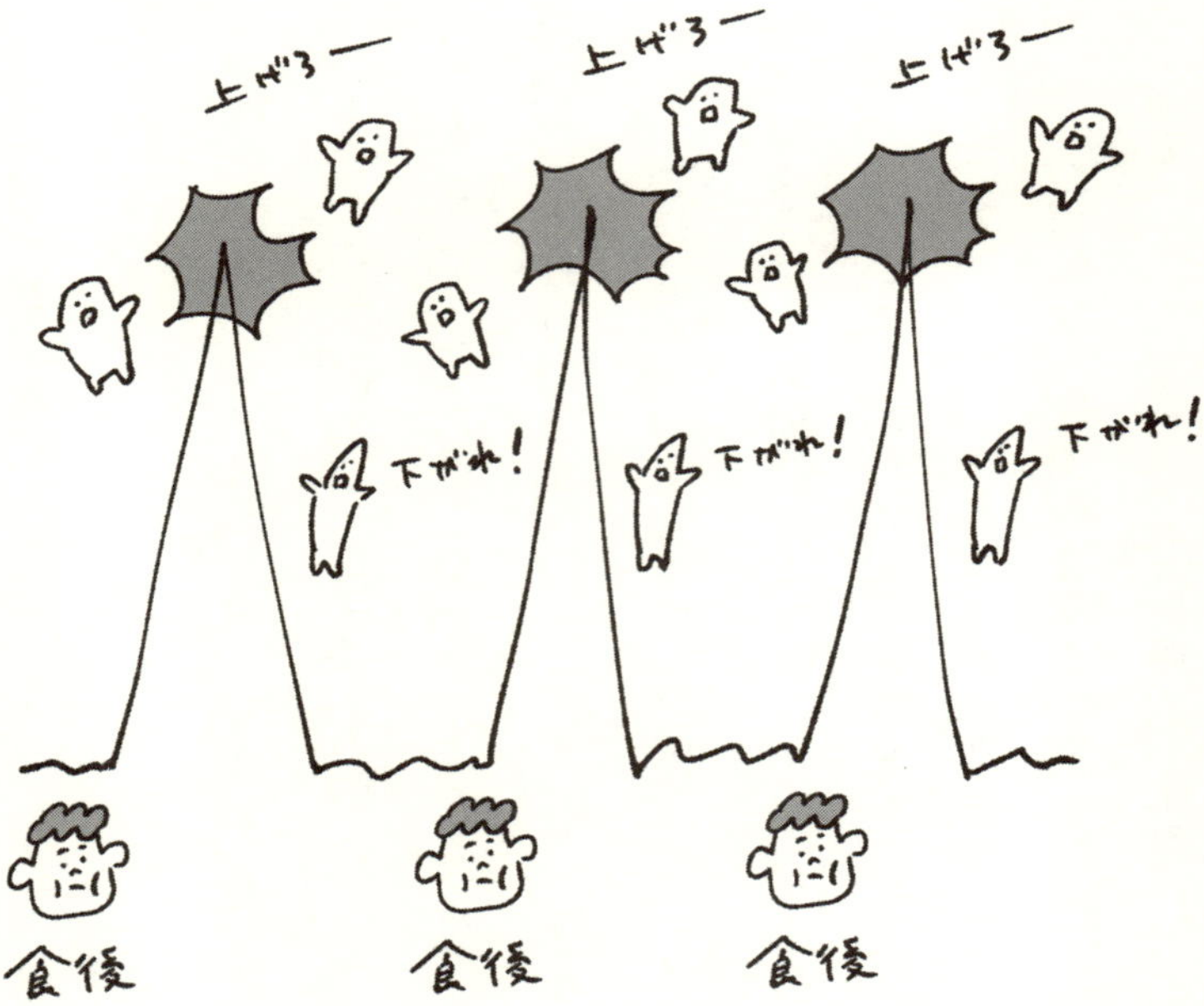

この血糖値のめまぐるしい上下動を
「血糖値スパイク」という

血糖値スパイクは、人間の体にさまざまな悪影響を及ぼす。負のスパイラルに陥る前に、上下動の波をできるだけ緩やかにする対策を。

の体にさまざまな不調をきたします。日中でも眠くなったり、集中力が落ちたり、イライラしたり。生活に与える悪影響は計り知れません。

血糖値スパイクは一時的に低血糖の状態をつくるので、糖新生も活発にします。

糖新生には、グルカゴン以外にもアドレナリンやコルチゾールといった副腎ホルモンが関係していますが、頻繁に糖新生に駆り出されていると、いざというときに、ほかで必要とされている場所で働いてくれなくなります。

これが副腎疲労につながり、自律神経の乱れをもたらし、恒常的に疲労、倦怠感、ストレスを感じるようになります。それが過食や運動不足をまねき……。というように、まさに負のスパイラルに陥ってしまうのです。

血糖値スパイクによる弊害はまだまだあります。次項以降でも、どんどん紹介していきましょう。

花粉症の裏には血糖値の乱高下が潜んでいるかも⁉

シン常識6 アレルギーと血糖値スパイクは無関係ではない

前項にて副腎ホルモンのアドレナリンやコルチゾールについて、「頻繁に糖新生に駆り出されていると、いざというときに、ほかで必要とされている場所で働いてくれなくなります」と書きました。

ここでは、コルチゾールに関する具体例を紹介しましょう。

コルチゾールは、ウイルスや細菌が体内に入ってきたときに排除しようとする働きの免疫反応や、同様に体内に侵入してきたアレルギー原因物質に対して過剰に反応してしまうアレルギー反応をコントロールする役割を担っています。

よって、血糖値スパイクによって糖新生が活発になり、そこでコルチゾールが使われすぎてしまうと、免疫反応やアレルギー反応をうまくコントロールできなくなります。

だから、体調を崩したり、かぜをひいたりした際は、じつはその裏に血糖値スパイクが潜んでいて、コルチゾールの働きを妨害している可能性があるのです。

これはまだ推測の域を出ませんが、血糖値スパイクが花粉症患者を増やしている可能性もあります。コルチゾールが正常に働いていればアレルギー反応をセーブできるのに、それができなくなったから、花粉に対して体が過剰に反応するようになったと考えられる部分があるからです。

生まれながら食品アレルギーを持っている人が、低糖質の食事を取り入れて血糖値をコントロールしたら、アレルギー反応が改善した例も報告されています。

血糖値が乱高下するとアレルギー反応が過剰になる一方、血糖値が安定していたらアレルギー反応が改善する——おそらく、そんなことは想像もしていなかったのではないでしょうか。

ことわざの「風が吹けば桶屋が儲かる」ではありませんが、予想外のつながりや思わぬ影響は、じつは人間の体内でも発生しているのです。

老けたくなかったらとにかく血糖値を下げること!

シン常識7 ——高血糖は白髪・薄毛・しみ・しわの原因になる

血糖値スパイクは、血糖値が高くなりすぎる状態と、低くなりすぎる状態を、両方つくります。どちらも、いいことはありません。

本項では、高血糖のデメリットのうち、世間の関心が非常に高いテーマに言及していきましょう。

俗に「美容と健康」はワンセットで扱われることが多いですが、じつは高血糖は健康だけでなく美容にも大きく影響します。もちろん、みなさんにとって好ましくない方向に、です。

高血糖が続くと、体の中でたんぱく質と糖質が結合し、体温で熱せられることによって「糖化」という現象が起こります。

糖化が起こると、多くのＡＧＥｓが発生します。ＡＧＥｓはAdvanced Glycation End Products の略称で、日本語では「終末糖化産物」と表現されます。これはいわば、たんぱく質と糖質が加熱されることによって生じる、おこげのようなものです。まさにおこげのように、褐色の姿をしています。

このＡＧＥｓは、蓄積した場所の老化をまねく、とても迷惑な物質です。

例えば頭皮にＡＧＥｓが溜まると、毛根細胞に作用して、白髪や薄毛の進行を早める原因になります。溜まる場所が顔や体の皮膚であれば、皮膚のコラーゲンの弾性化が低下し、しみやしわがどんどん増えていくことになります。

そう、高血糖が続くとＡＧＥｓが増大し、驚くべきペースで老けていってしまうのです。

もちろん、美容だけではなく健康に与える影響も大きく、ＡＧＥｓが骨に溜まれば変形性関節症や骨粗しょう症、血管に溜まれば動脈硬化や心筋梗塞、脳に溜まれば脳梗塞や認知症などにつながります。

ＡＧＥｓを増やさないためには、血糖値を下げること、ならびに血糖値スパイクを起こさないことが大切。これを肝に銘じましょう。

「調子が悪い」で済まさずに真剣にコントロールを！

シン常識8　低血糖をくり返すと寿命が縮まる

高血糖は絶対に避けたいですし、この本のメインテーマは「血糖値を下げる」です。しかし、ものには限度があります。下げすぎてもまた、問題が発生するのです。もちろん、血糖値スパイクが激しすぎて、著しく血糖値が下がってしまうのも看過できません。

これまで世に出てきた糖尿病に関連する本で、低血糖の危険性を強調しているものは、ほとんど見当たりませんでした。

でも私は、じつは低血糖ほど体に良くないということを、アピールしていきたいと思っています。低血糖が死亡リスクを上げるとか、低血糖が原因で不整脈や心臓の病気につながるとか、そういった指摘もされ始めてきていますので。

低血糖になると、体から活力が失われます。冷や汗が出たり、手足が震えたり、動悸がしたり、倦怠感に包まれたり、眠くなったり。誰もが、けだるさや調子の悪さを感じるでしょう。

そして、血糖値が下がりすぎると、意識障害やけいれんを起こし、最悪の場合、昏睡状態に陥って倒れてしまいます。ただたんに「調子が悪いな」では済まされないのです。

昏睡状態で倒れるまでに至らなくても、低血糖が長く続くと、糖新生が活性化して副腎ホルモンが足りなくなり、副腎疲労を引き起こします。コルチゾールなどの副腎ホルモンを体が必要としているときに出なくなってしまうことは、すでに述べたとおりです。

また、糖新生が亢進すると、脂肪と一緒に筋肉も溶かしてしま

決して侮ってはいけない低血糖！

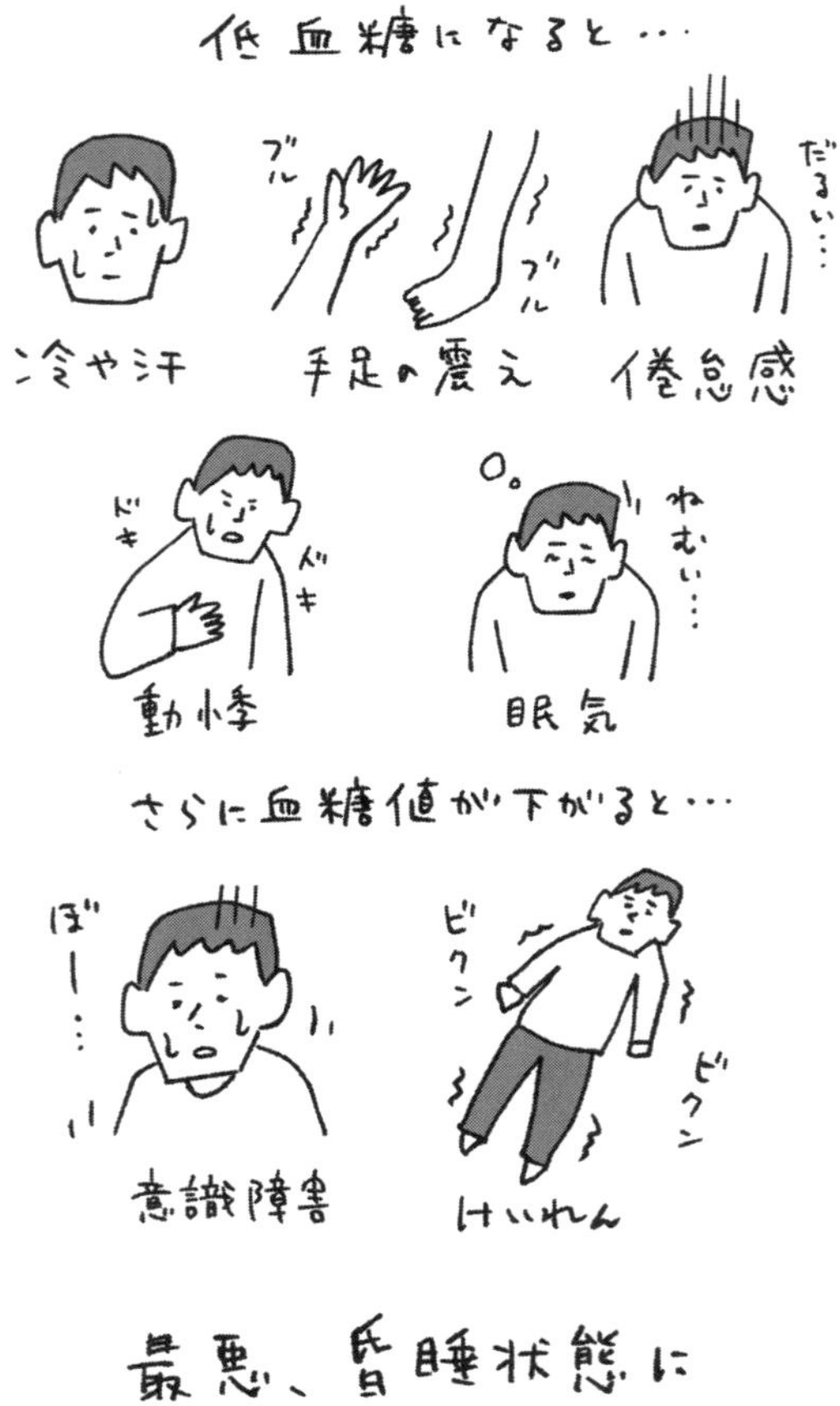
低血糖になると…
ブル
ブル
だるい…
冷や汗
手足の震え
倦怠感
ドキ
ドキ
ねむい…
動悸
眠気
さらに血糖値が下がると…
ぼー…
ビクン
ビクン
意識障害
けいれん
最悪、昏睡状態に

糖尿病というと高血糖がクローズアップされがちだが、じつは低血糖も危険がいっぱい。死亡リスクの上昇、ひいては寿命の短縮をまねくと考えられている。

うので、筋肉が失われることになります。筋肉量の減少は、運動能力の低下や寿命の短縮につながることが明らかなので、軽く扱うことはできません。

低血糖は本当に怖いのです。

狂暴な性格の人にはある共通点があった!

シン常識9 低血糖は人格をも破綻させる!?

以前、次のような興味深い論文を目にした記憶があります。凶悪犯罪者ばかりが収監されているアメリカの刑務所で、囚人たちの血糖値の変動を測定する調査が行われたそうです。

結果は、平均的な数値よりもはるかに上下動の幅が大きかったといいます。

囚人たちは、血糖値スパイクによって高血糖と低血糖をくり返していたようなのです。

この論文を目にしたときは、思わず「なるほど」とひざを打ってしまいました。なぜなら、低血糖がもたらす症状のなかには、不安、抑うつ、焦燥、混乱、異常行動などが含まれるからです。もちろん個人差はありますし、上下動幅の大きい血糖値スパイクが起こっている理由は定かではありませんが、凶悪犯罪者が総じて同じような状態にある可能性が高いことは、間違いないのでしょう。

低血糖は人格をも変えてしまう――大げさに表現すると、そういうことがいえるのかもしれません。

糖質や血糖値の研究者のなかには、いわゆる「キレやすい子ども」が増えたのは、糖質の摂りすぎが大きく関係していると主張する人もいます。

糖質の過剰摂取は高血糖をつくりだし、それが血糖値スパイクを生みます。そして血糖値が乱高下することにより、低血糖にもなります。

もしかしたら、子どもの狂暴化は、そこに端を発しているのかもしれないということです。また、糖質の摂りすぎが発達障害に影響するという説もあります。

ごはんやお菓子の食べすぎは、肥満だけでなく、人格を変えたり、発達障害になったりする要因になるかもしれないと考えると、ちょっと怖いですよね。

まだまだ研究途上の分野であり、あくまで可能性が示唆されている段階ですが、血糖値と性格がまったく無関係ではないことは、論をまたないでしょう。

就寝前の糖質たっぷりの食事が悪夢を生む！

シン常識10　睡眠時も血糖値スパイクは起こっている

血糖値スパイクは、活発に体を動かしている日中に起こりやすい——そう認識している人は多いでしょう。もちろん、その認識は間違っていません。

では、安静にしているときや睡眠時に血糖値スパイクは起こらないかというと、さにあらず。食事（おもに夕食）のタイミング、摂取する糖質の量によっては、寝ているときにも血糖値スパイクは起こります。

いちばんダメなパターンは、糖質たっぷりの料理を、遅めの時間帯に食べること。例えば、22時に夕食をとって、0時に床に就いたとします。すると、食べてからだいたい3時間後、深夜1時ごろに血糖値が急下降し始めるのです。

血糖値スパイクの上下動の幅が小さく、ゆるやかに下がっていくのなら問題ありませんが、急激に、しかも下がりすぎてしまうと、体にさまざまな不調をきたし、不快感を覚え、それに耐えられずに目を覚ましてしまうケースがあります。

寝ているときに血糖値スパイクが起こると、睡眠障害につながってしまうのです。

ならば、血糖値が下がりすぎなければいいかというと、そうともいいきれません。糖尿病の患者さんは通常の空腹時血糖値が高いので、あまり下がらずに高いまま目を覚ますと、そこから一日をスタートさせなければならないからです。

朝の血糖値が80からスタートする人と、150からスタートする人とでは、その後同じ食事をとっても上昇の波の大きさが変わってきます。だから目覚めのときは、低血糖にならないレベルの低い数値にとどまってくれているのが理想的といえるのです。

ベストは、睡眠時（とくに0時から6時くらいまで）は血糖値スパイクを起こさずに、できるだけフラットな血糖値でいられること。

これが個人的に最も注目している点であり、目下の大きな課題でもあります。理想に近づけるための具体的な方法は、第4章以降で紹介していますので、そちらをご覧になってください。

やせている人が陥りやすい魔のスパイラル！

シン常識11　やせているのに糖尿病になる理由

糖尿病の患者さんに太っている人は多い。これは事実です。肥満の原因は糖質の過剰摂取がもたらす高血糖ですからね。糖尿病と直結しています。

しかし最近は、やせているのに糖尿病になる人が増えてきました。とくに外見を気にしている女性に多いです。

なぜそういうことが起こっているのか。理由を説明していきます。

やせている人でも、たんぱく質をしっかり摂っていたり、トレーニングをしていたりするのであれば問題ありません。危険なのは、そもそも小食の人や、食事制限のダイエットをしてやせた人です。

たんぱく質を摂らずにやせると、もちろん脂肪は減りますが、同時に筋肉も減ってしまいます。ただ減るだけでなく、質も落ちてきます。エネルギー源のブドウ糖を取り込んで消費するという能力自体が、減退してしまうのです。

すると、消費されなかったブドウ糖は中性脂肪となり、脂肪細胞に蓄えられます。これが、見た目はやせているのに、体の中は内臓脂肪と皮下脂肪だらけという状態をつくります。脂肪肝になる人も少なくありません。

脂肪肝になると、肥満か否かにかかわらず、インスリン抵抗性が増し、血糖値が上昇していきます。そしていつの間にか、糖尿病になってしまうのです。

ならば、しっかり食べて体重を元に戻せばいいかというと、なかなかそういうわけにもいきません。極端なダイエットをした人が食事の量を増やすと、最初に脂肪がついてきて、筋肉が後回しになるからです。そうすると、やせる前よりもさらに代謝が悪い状態になり、筋肉の割合が増えてこないにもかかわらず脂肪だけが増えてくる、というスーパー悪循環に陥ってしまいます。

やせている人、とくに女性は油断禁物です。この本をしっかり読んで、血糖値がひとりでに下がる「1％メソッド」をすぐに実践しましょう。

やせているからといって油断は禁物！

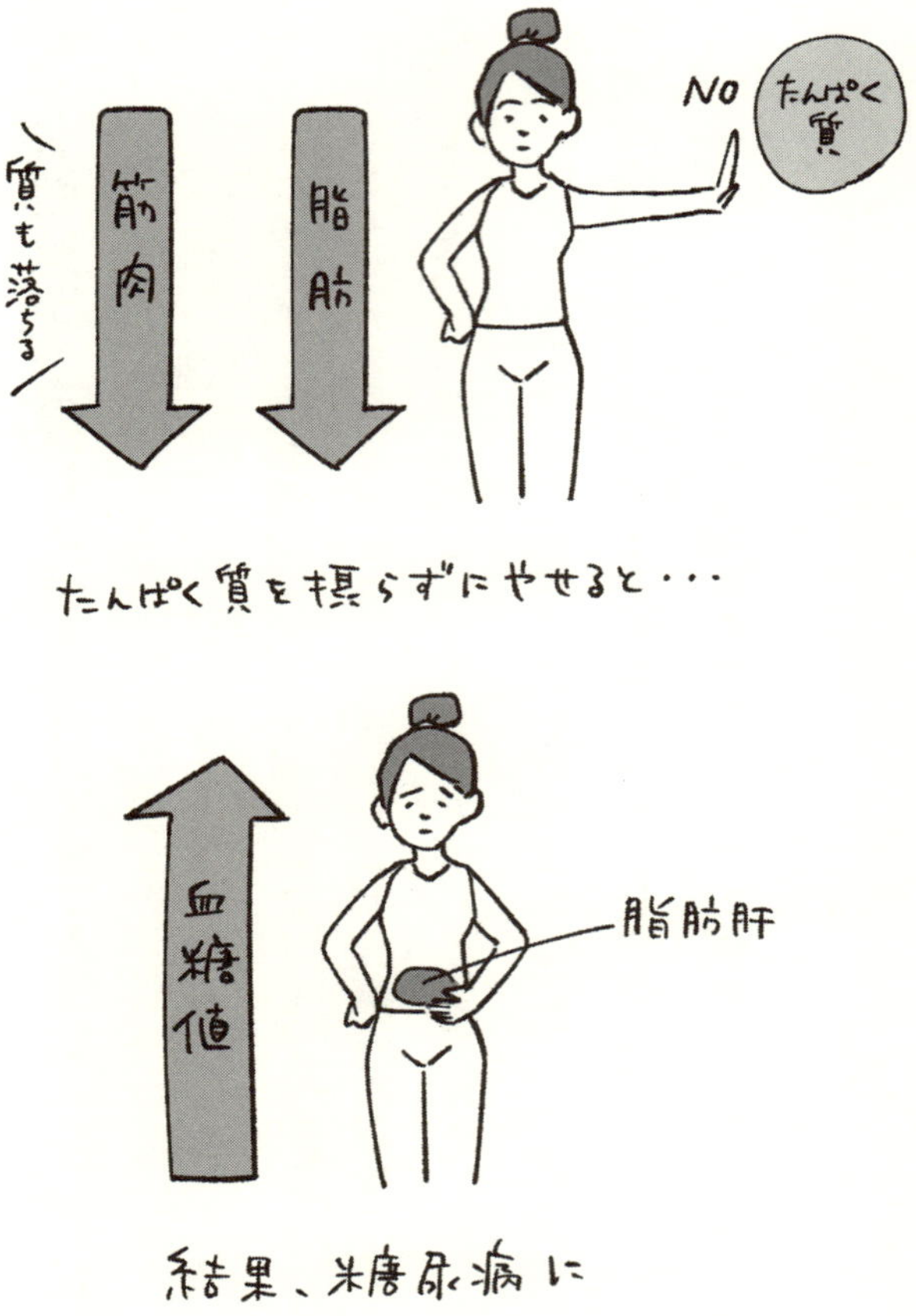

見た目がスマートでも、筋肉量の少ない人は要注意。中性脂肪がつきやすく、脂肪肝になるケースも多い。すなわちそれは、糖尿病になるリスクがあるということ。

食後血糖値によって予備軍や隠れ糖尿病がわかる！

シン常識12　健康診断の数値が正常でも安心できない

「毎年健康診断を受けているけど、血糖値はつねに正常です。だから、今のところ糖尿病の心配はないし、血糖値スパイクとも無縁でしょう」

このように考えている人は大勢いると思いますが、果たして本当に「心配無用」なのでしょうか。

じつは「そうではない」ということを、ここでみなさんにお伝えします。

もちろん、健康診断で異常値を示している人よりははるかにリスクは低いですし、何も問題がないという可能性もじゅうぶんにあります。

しかし、健康診断の数値だけでは安心できません。理由は、健康診断前の食事は控えることが推奨されているから。つまり、血糖値は原則的に空腹時のみにしか測っていないからです。

食後に血糖値が急上昇することは、何度も説明してきたとおり。私はこれまで、空腹時血糖値は正常かつヘモグロビンA１cが5％台で糖尿病ではないにもかかわらず、食後血糖値が正常値の１４０以下を超え、２００近くにまで爆上がりするタイプの患者さんを何人も見てきました。

これはいわば「糖尿病予備軍」あるいは「隠れ糖尿病」です。当然、血糖値スパイクは起こっているでしょう。

だから私は、体温や体重を測るのと同じ感覚で、どなたにも食後血糖値を測ることを勧めています。

医療機関を受診せず、自分で血糖値を測定する方法は多種多様に存在します。必要なときに小さな穿刺具で採血して測るお手軽な測定器もありますが、私がべストと考えているのは、スマートフォンのアプリに連動させて24時間、断続的に血糖値やヘモグロビンＡ１ｃを測定することにできる「フリースタイルリブレ」という器具です。

このフリースタイルリブレについては、次項にて詳しく説明します。

手軽に血糖値を管理するならフリースタイルリブレの一択！

シン常識13 血糖値を24時間、断続的に自分で測定できる

血糖値は一日中めまぐるしく上下動しており、個人差があります。もちろん、糖尿病患者と健康的な人とでは、その波形は大きく変わってきます。

空腹時血糖値と食後血糖値の差（上昇度）をチェックするのは大事。ではあるものの、あくまでそれは点と点の比較をしたにすぎません。みなさんの体の状態を正確に見極めるためには、血糖値の動きを線で把握することが求められます。

そんなとき、強い味方になってくれるのが「フリースタイルリブレ」です。

これを体に装着しておくと、皮膚に刺した針状のセンサーが分単位でグルコース値（≒血糖値）を測定し、推移をグラフで表示してくれます。スマートフォンのアプリにデータを転送することもでき、たいへん便利です。

センサーから皮下組織にカニューレという細い管を留置するかたちでグルコース値を測定しており、データとしての正確性が高いことは証明されています。血糖値スパイクが起こっているかどうかも、このデータを見れば一目瞭然です。

センサーを装着する際の痛みはほとんどなく、誰でもお手軽に使用することができます。ちょっとだけチクッとする程度です。

センサーの使用期間は2週間で、1回あたりだいたい6千〜8千円の費用がかかります。1型もしくは2型の糖尿病と診断された人でインスリン注射を行っている場合は、２０２２年4月より、購入時に保険が適用されるようになりました。

みなさんの命を守るために、健康的に長生きするために、ぜひ試してみてはいかがでしょうか。

なお最近は、スマートウォッチなど体に装着する際に針を刺さない非侵襲の血糖値測定器が注目を集めていますが、実際の血糖値との乖離が大きすぎるという報告がなされています。まだまだ研究開発段階ゆえに、正確性に欠けるということでしょう。

今はまだ、信頼しないほうがいいと思います。

「空腹時も食後も高血糖」が最もヤバいパターン！

シン常識14 3つの異常パターンは血糖値の推移でわかる

健康診断でいっさい異常が認められなかった人が、念のためフリースタイルリブレを装着して血糖値を測定したところ、空腹時血糖値も食後血糖値も正常値の範囲内で、血糖値スパイクが起こっている様子もない。

これが、最も望ましいパターンです。食事をはじめとする通常の生活スタイルにとくに問題はないのでしょう。油断は禁物ながら、とくに何かを意識したり、変えたりする必要はないと思います。

しかし残念ながら、読者のほぼ全員がこれには該当しないはずです。この本を手にしている時点で、血糖値になんらかの不安を抱えている可能性が高いということですからね。

そこで、注意喚起の意味も込めて、血糖値の推移でわかる3つの異常パターンを紹介していきます。該当している人は、然るべき対応をとりましょう。

①起床時ならびに空腹時血糖値は高いものの食後血糖値は目を見張るほど高くないパターン

糖尿病のリスクはまだ低いですが、ベースラインが高いので注意しましょう。日々1％メソッドを実践することを忘れずに。

②空腹時血糖値に問題はないものの食後血糖値が著しく上昇するパターン

糖尿病の予備軍、隠れ糖尿病の公算が大きいです。糖質のセーブを意識しつつ、

1％ストレッチなどの運動に積極的に取り組んでください。

③空腹時血糖値も食後血糖値も高いパターン

糖尿病患者はほぼこのパターンに該当します。1％メソッドをこなすことはもちろんですが、まだの人は真っ先に専門的な医療機関を受診してください。今のままの生活スタイルでは、体にダメージを与え続け、確実に寿命を縮めることになってしまいます。

投薬とカロリー制限食は根本治療にならない！

シン常識15――病院の治療では糖尿病が良くならない本当の理由

病院で糖尿病と診断され、通院して治療をするも、なかなか良くならない。こういう人は大勢います。考えられる理由はおもに3つです。

まず、患者さんの体質的、あるいは症状の進行状況的に、現代の医学・医療技術では対処できない場合。

続いて、患者さんが医師の指導（服薬の量や頻度を含む）をしっかり守っていない場合。

そして、医療機関が適切な治療・指導を行っていない場合。

だいたいどれかに当てはまるのですが、ここでは3番目について、少し掘り下げて考えていきたいと思います。

糖尿病を治すためには、根本の原因にアプローチする必要があります。2型糖尿病の場合は、糖質の過剰摂取がもたらす高血糖です。これは食事や生活習慣などを見直すことによって改善されていきます。

しかし、現在の糖尿病治療は、ブドウ糖と結合して糖化するヘモグロビンの割合を示す「ヘモグロビンA1c」の数値を下げることに重きを置く風潮にあります。メインになるのは、薬に頼った治療です。

薬を飲めば、ヘモグロビンA1cも血糖値も下がるのですが、元の原因を解決できておらず、長期的に見て糖尿病の症状が劇的に良くなることはありません。

投薬よりも食事指導に力を入れている医療機関においても、栄養素のバランスを考慮しつつ、カロリー制限を課すケースが多く見受けられます。カロリーが血糖値に影響しないことはP169で後述するとおり、糖質を気にしない限り、糖尿病は良くなりません。

だから、「医学のプロだから安心」と、決して思わないようにしてください。薬中心の治療、カロリー制限の食事を勧めてくる病院は、疑ってかかりましょう。

第3章

血糖値がひとりでに下がる驚異の「1%メソッド」

ぼくたちは糖質。
ブドウ糖でできている。
血液にのって体中に配られるんだ。
筋肉や内臓、そして何よりも脳にも配られる。
彼らが、いっぱい働くために必要だから。

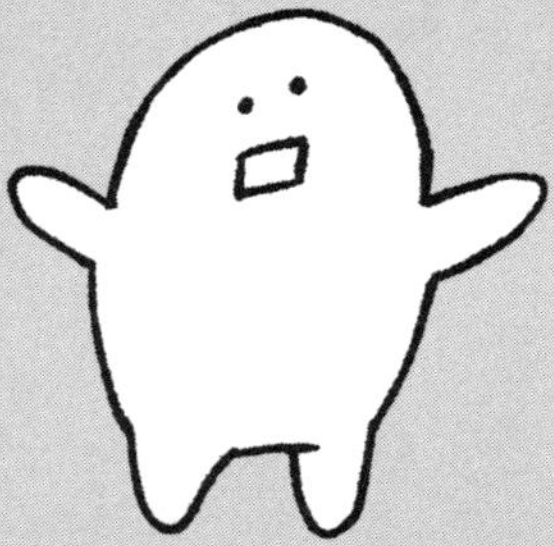

だから、ぼくたちは
いつも血液のなかに
いなきゃならない。
ごはんを食べたときに、
どんどん血液に
溶け出していく。

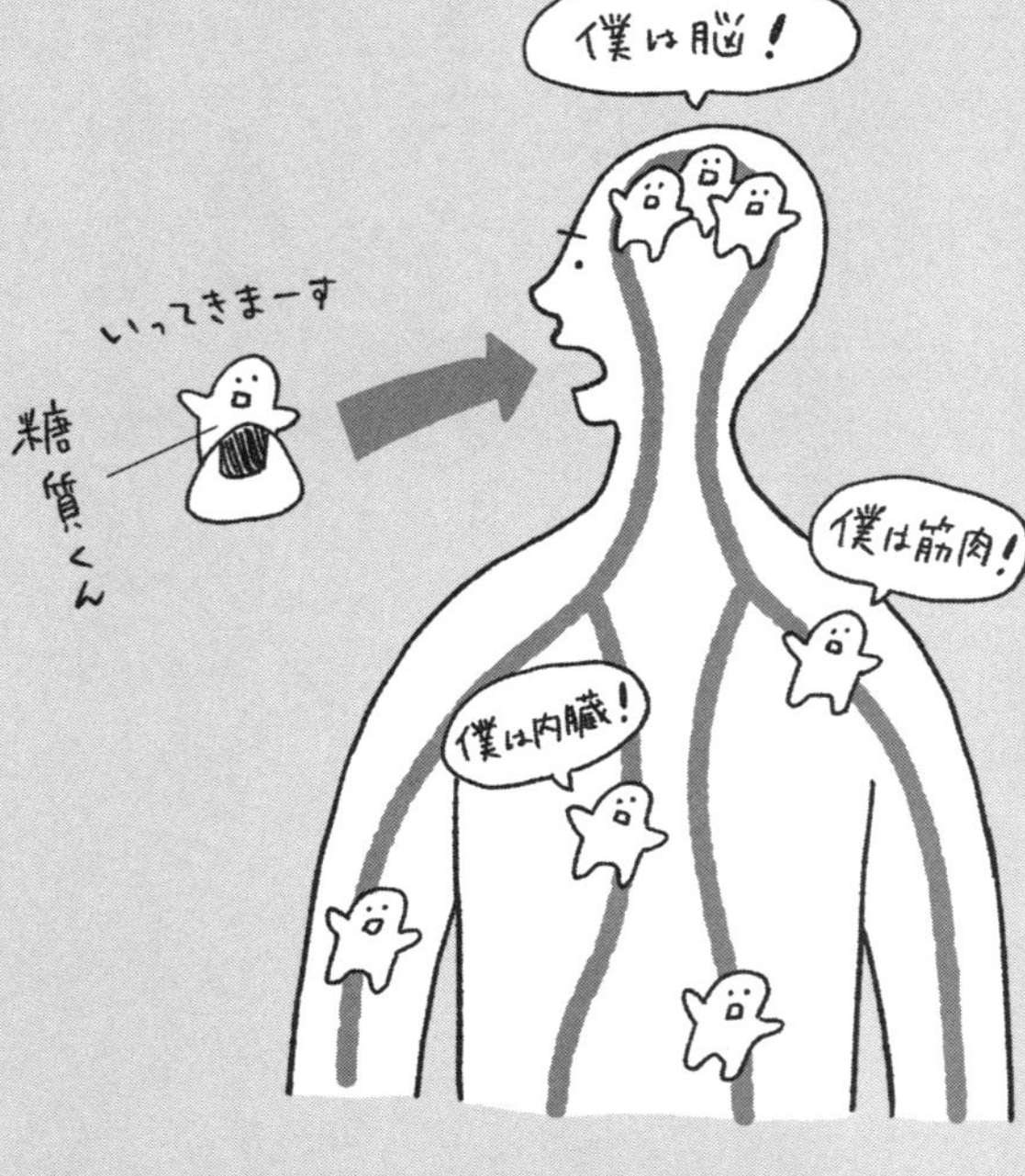

だから、ごはんを食べたあとは、
ぼくたちで血液はいっぱいになっちゃう。
それはもちろん大事なことなんだけれども、
この状態がつづくと、集中力がなくなったり、
眠くなったりして、みんなに迷惑をかけちゃうんだ。
血液がぼくたちだらけになるのは、
じつはあまりよくないこと。
この状態になると、

ホルモンの
インスリンくんの
出番がやってくる。
ぼくたちをしっかり
利用してもらうために、
インスリンくんが
がんばってくれるんだ。

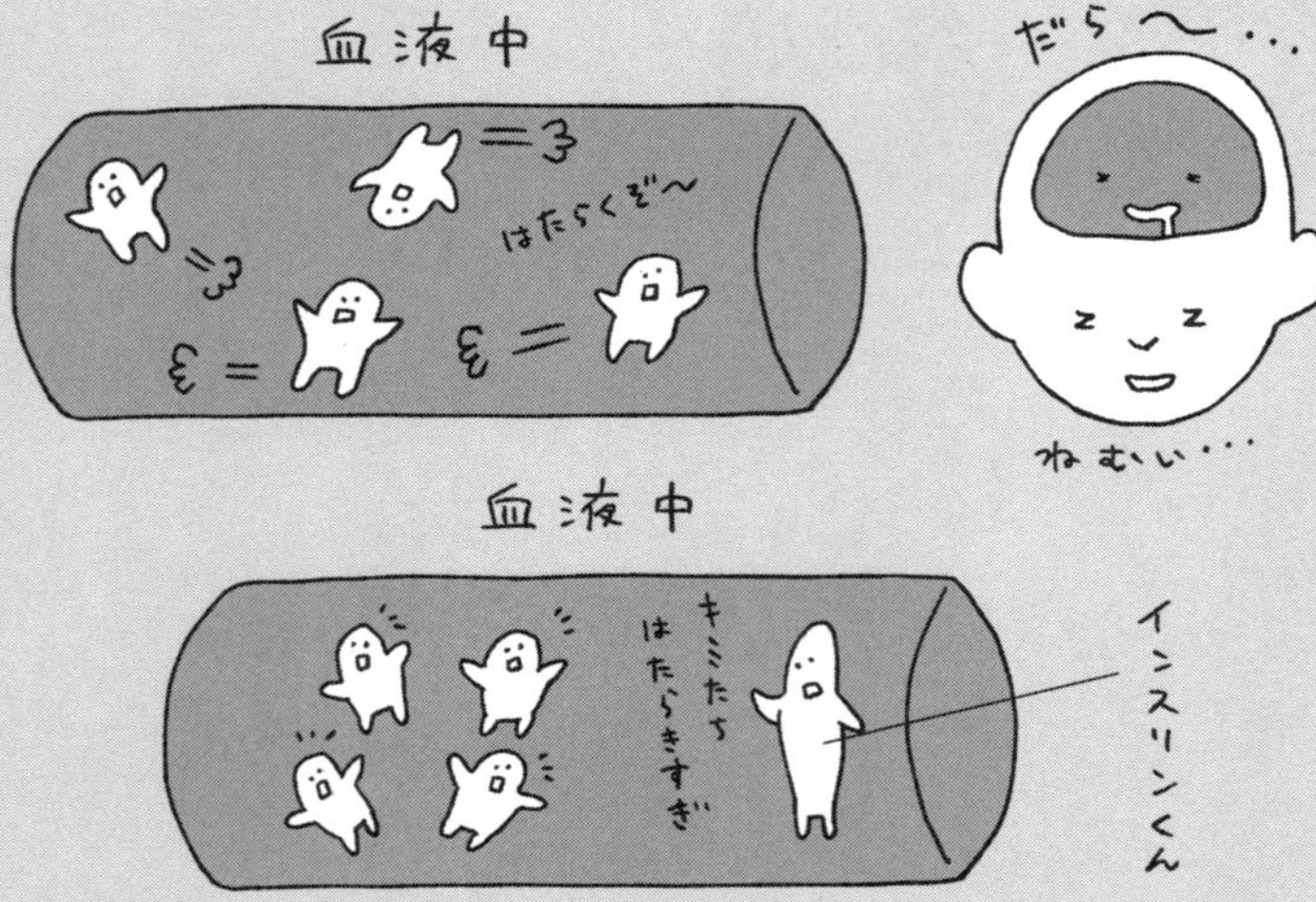

だからといって、
ぼくたちがいなくなっても困っちゃうんだ。
お腹がすいたりすると、体中でぼくたちが使われて、
血液のなかにいなくなっちゃうんだ。
でも、大丈夫。そういうときのために、
ぼくたちは筋肉や脂肪にも隠れている。
ぼくたちが少なくなりすぎると、
ホルモンのグルカゴンくんが

肝臓にはたらきかけてくれて、
ぼくたちを
つくりだしてくれるんだ。
むずかしい言葉で
「糖新生」って言うらしい。
体がエネルギー不足に
ならないような
メカニズムになっているんだよ。

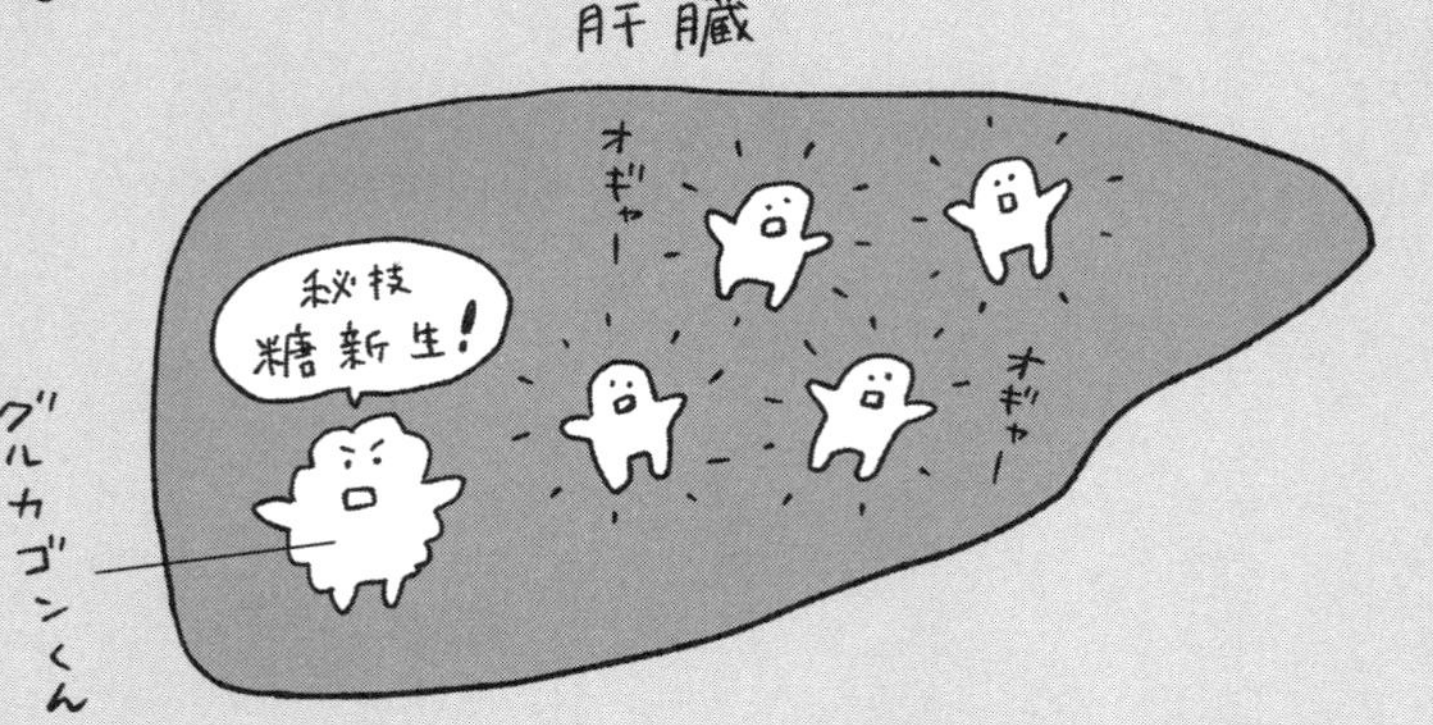

でも、最近は、みんなごはんを食べすぎて、
ぼくたちをたくさん摂り入れるせいで、
いつも血液中にいっぱいいっぱいになっているんだ。
そうすると、インスリンくんも大変。
ずっと働きっぱなし。
でも、いつもインスリンくんが
「大変だ、大変だ」って言っていると、
いつのまにかぼくたちは慣れっこになって、

インスリンくんの声が
聞こえなく
なっちゃったりするんだ。
インスリンくんが
頑張れば頑張るほど、
ぼくたちはもっともっと
無視するようになっちゃうんだ、
ごめんよ。

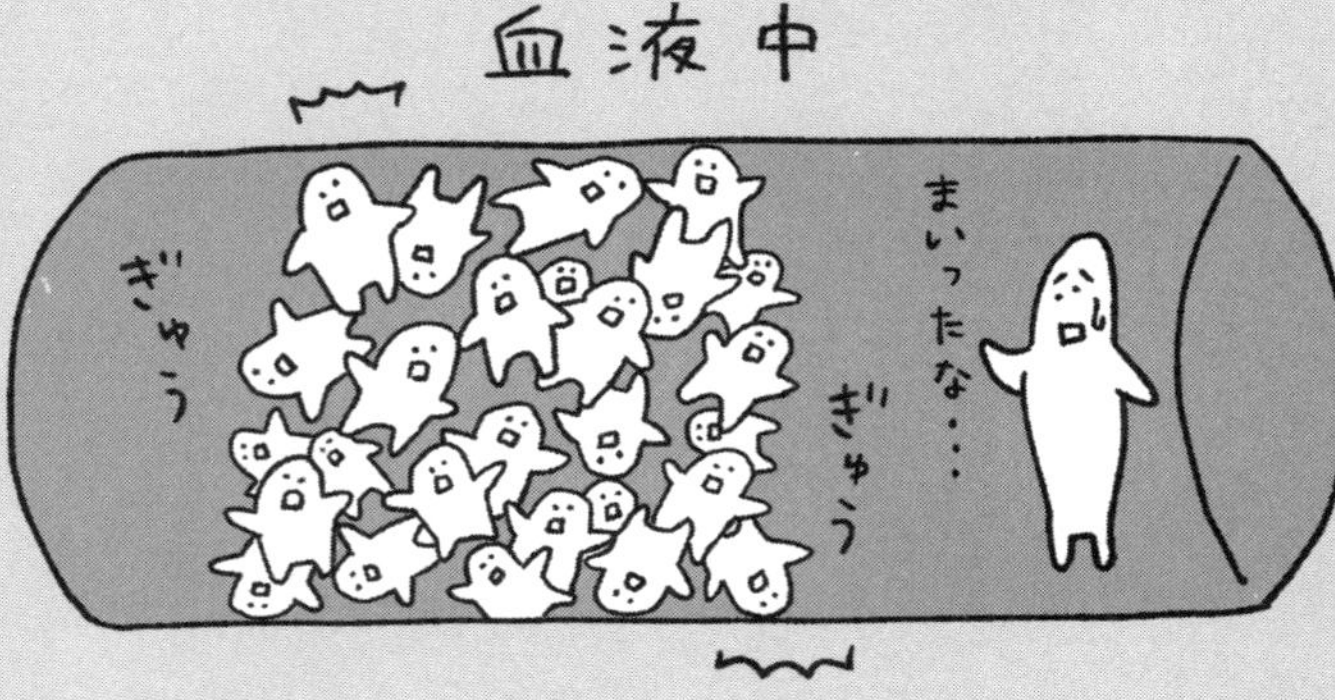

こうして、ぼくたちはいつも
血液のなかでいっぱいいっぱい。
その状態がつづくことを、
「糖尿病」って呼ぶらしい。
糖尿病の状態が長くつづくと、
血管が壊れたり塞がったりしちゃう。
悪気はないいんだけどね、

ぼくたちにはどうすることもできないんだ。
血管が詰まると、
体のすみずみに血がいかなくなるから、
放っておくと
足が腐ったり、
目が見えなく
なったり…

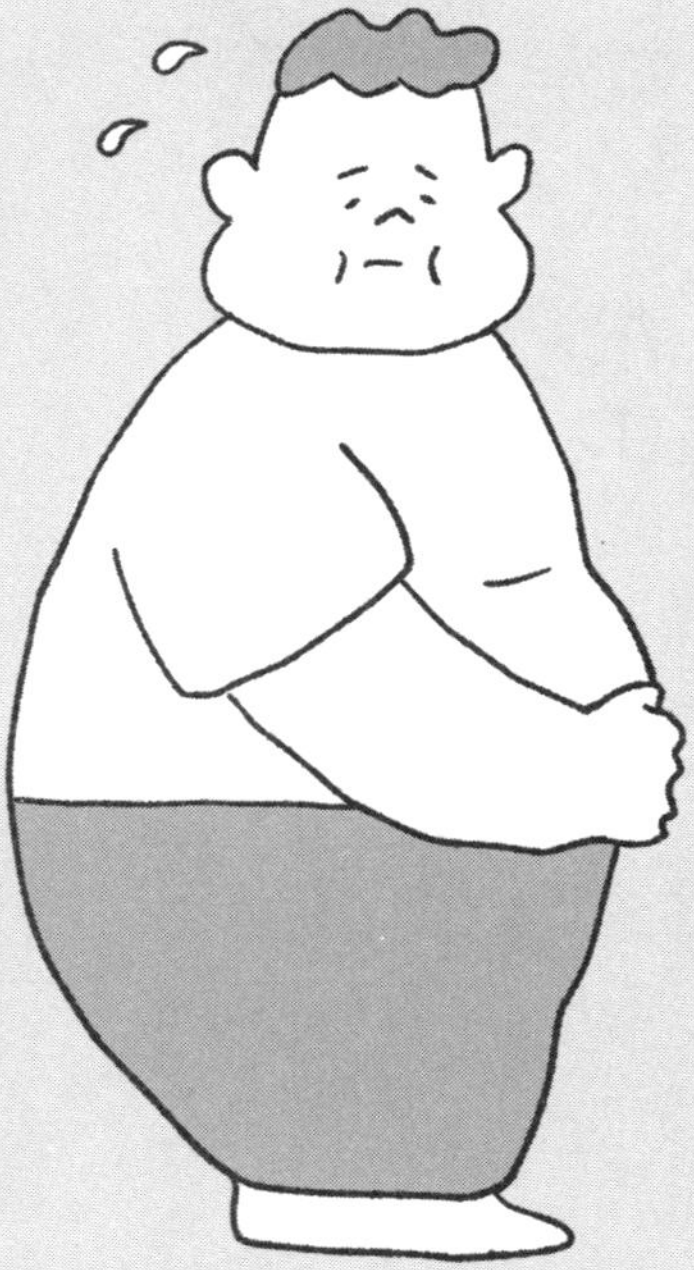

だから、最近は、
みんなぼくたちのことを悪者みたいに言う。
だけど、ぼくたちがいないと、脳も体も動かないし、
筋肉も内臓も活動できないんだよ。
ほんとうは必要な存在なんだ！

もっとぼくたちのことを知って、
大事にしてほしいな……。

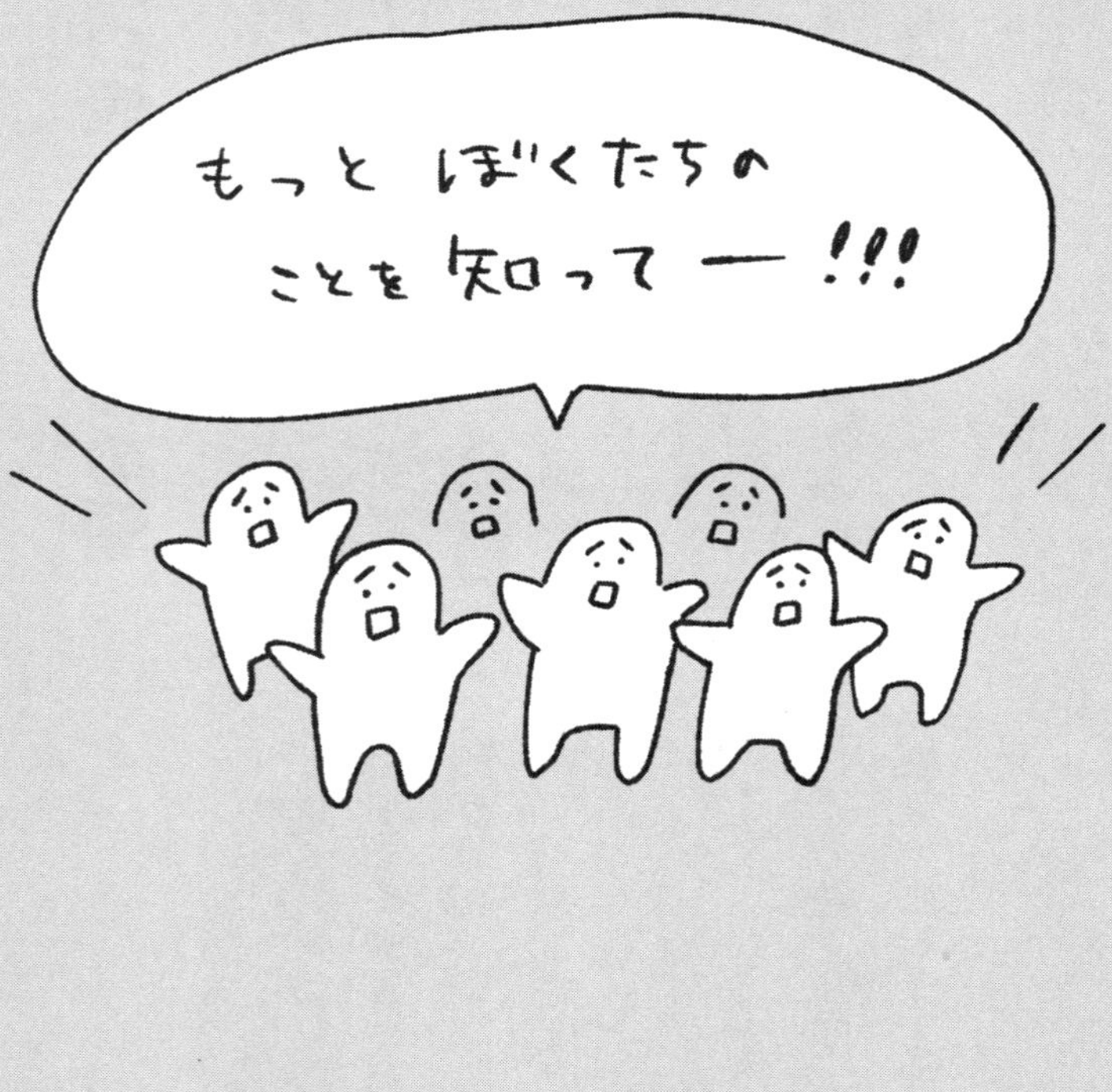
もっと ぼくたちの
ことを 知って ー!!!

糖質が持つ表の顔と裏の顔

ここまで、血糖値のお話をしてきましたが、イマイチわからない、ということはありませんでしたか。実際に多くの患者さんからも、血糖や糖質についての説明をいくら聞いてもよくわからない、という声をよく聞きます。

なかなか理解してもらえていないことが多いようなので、ここでは思いきって物語風にして説明してみました。

なんとなくでもいいので「血糖」「糖質」を理解していただけましたか。

なぜそこまでするかというと、ここから血糖値を下げる方法を説明していくのですが、その方法をマスターするためには、「血糖」「糖質」に対する理解が不可欠だからです。

さてこの糖質ですが、過剰摂取が及ぼす健康被害は甚大です。

何も対策を講じないと、もれなく太ります。肥満が万病のもとであることは、あえて強調するまでもないでしょう。

そして、糖質を摂ることによって血糖値が上昇し、つねに高い状態が続くと糖尿病になります。

糖尿病が悪化すると、動脈硬化が起こったり、免疫機能が低下したりして、さまざまな合併症を引き起こします。重症化すると、足の一部を切断しなければならなくなったり、失明したりすることもあります。

最悪の場合、死に至ります。

炭水化物（糖質）は人間の三大栄養素のひとつではあるものの、適量を超えると裏の顔をのぞかせるのです。

ならば、「糖質を控える食生活を心がけよう」となるところですが、そううまくはいきません。

私たちが日々口にしているほとんどの食品には大なり小なり糖質が含まれているので、簡単に減らすことは難しいからです。

なかば無意識のうちに、糖質を過剰に摂取してしまう人がほとんど。ごはん、パン、麺類、お菓子、果物など、糖質をたっぷり含む食べものは例外なく美味しいですからね。

「糖質の摂りすぎは体に良くない」

これを理屈ではわかっていても、なかなかセーブできないというのが実情でしょう。

オールインワンの血糖値対策＝１％メソッド

「ただでさえ、糖質制限によって血糖値を下げるのは大変なのに、そのうえ血糖ブースター（糖新生）やグルカゴンのことまで考えなければならないとなったら、いったいどうすればいいの……」

そう思われた人もいるでしょうが、心配には及びません。なぜなら、つねに血糖ブースターをオフにしておく、しっかりとした対策があるからです。

そしてそれは、おのずと効率のいい糖質制限にもつながっていきます。

「ミスター血糖値」とまで呼んでいただけるようになった私は、もちろんたくさんの情報を持っています。

そのなかで、「誰でも実践可能」「薬を使わない」「お手軽」「続けやすい」「それでいて効果抜群」などの要素を盛り込んだのが、血糖値がひとりでに下がる「1%メソッド」です。

これにより、高血糖を回避し、血糖値の乱高下を防ぎ、つねに安定させることを目指します。

1%メソッドは、次の3つのアプローチによって構成されています。

①血糖ブースターをオンにしてしまう間違った生活習慣を正す（第4章で紹介する血糖値の上昇につながる生活習慣をやめるようにする）

②血糖値を下げるお手軽テクニックを駆使する（第5章の内容を実践する）

③血糖値を下げる簡単な運動に取り組む（第6章の内容を実践する）

たったのこれだけです。

1％がキーワードになっていることからもわかるように、このメソッドはきわめてお手軽で、誰でもすぐに取り組むことができます。厳しい糖質制限を課したり、激しい運動を求めたりすることはありません。

それゆえに、瞬間的かつ劇的な効果には期待できませんが、コツコツ続けていけば、着実に、早い人なら7日間で、確かな効果を得ることができます。

気づけば、平常時の血糖値は下がり、以前よりも健康になったことを実感できるようになるでしょう。

「全力で頑張らなくていい」から長く続けられる！

「何が1％なの？」

「どうして1％なの？」

そう思われた人は多いはずなので、その疑問にお答えしましょう。

まず、1％は第6章で紹介する運動系のメソッドに要する時間の目安を表しています。1日は24時間＝1440分＝8万6400秒です。そのうちの1％は、14分24秒になります。

つまり、毎日約15分間だけで構わないので、簡単な運動に取り組んでみましょう、ということです。

15分間、集中して、しっかりやろうと、肩に力を入れる必要はありません。考え事をしていてもいいし、テレビを見ながら、スマホをいじりながらなど、「ながら」でやってもOKです。

普段ほとんど体を動かしていない人の15分の運動は、驚くほど大きな効果を体に与えてくれます。

わずか1％とて、まったく侮れないのです。

さらに、1％は「今よりもほんの少しだけ↓増やす・減らす・鍛える・頑張る等」を意味します。

例えば、普段の空腹時血糖値が150（70〜110が正常値）の糖尿病の患者さんがいたとしましょう。食事の内容を変えたり、薬を飲んだりするだけで、いきなり数値を何十も落とすことはできません。

でも、努力することで徐々に落としていくことはできますし、それによって症状は改善します。

まずは、1%に当たる1・5だけ下げることを目指す——これが私の掲げるスタンスです。

1%下げることができたら、おおいに喜び、自分のことをほめてあげましょう。そして、さらに1%下げることを目指しましょう。

これをくり返していけばいいのです。

その際、カロリーも同時に意識するとより効果的といえます。

第4章で後述するように、カロリーは血糖値には影響しませんが、食べすぎ防止の参考指標にはなります。

1日の消費カロリーを前の日よりも1%だけ増やす。あるいは、1日の摂取カロリーを1%だけ減らす。

これを心がけていれば、血糖値を正常に近づけることに、間接的に貢献してくれるでしょう。

また、人間には約400個の骨格筋があるといわれており、その1%は4個に相当します。

全部を同時に鍛えるのは大変ですが、4個だけを鍛えることを出発点にするのであれば、取り組みやすくなるのではないでしょうか。その際、かける負荷を以前より1%だけ強くすると、効果を引き上げることができます。

そして、今よりも気持ちを1%だけ高める、1%だけ多く意識を向ける、というニュアンスも込めました。全力で頑張る必要はありません。ほんの少しだけ、「今以上」の状態に持っていけばいいのです。

たかが1%、されど1%。そのパワーは計り知れません。

「1％＝複利思考」がものすごい成果をもたらす！

ここまで1％にこだわる理由は、そうでもしないと続かないからです。

過去に、ダイエットに挑戦したり、血糖値を下げる努力をしたり、という経験をしたことのある人は多いでしょう。しかし大半が、失敗したり、リバウンドしたり、元の数値に戻ってしまったり、という結末をみていると思います。

たぶんそれは、頑張りすぎたからです。

「全力の100％」でなくても、50％、いや、30％でも、心身には大きな負担がかかります。1割増しの10％とて、決して楽ではありません。実行に移す前と比較すれば、生活スタイルやかかるストレスは相当変わるでしょう。

では、1%ならどうでしょうか。

ほぼほぼ現状維持。変化はごくわずか。負担はちょい足し程度。これで済みます。「めんどうくさい」とか、「つらくて耐えられない」といった感情はおそらく生まれてこないはずです。

ゼロをいくら足しても掛けてもゼロのままですが、1であれば、積み重ねていくことによってその数字を無限に増やしていけます。

小さなことをコツコツ実行することで大きな成果が得られることを「マージナルゲインの法則」といいます。

私が目指しているのはまさにそれで、日々の1%の積み重ねが、数カ月後、数年後の何十%ものリターンにつながるかもしれないのです。

何ごとも「始める」ことが大切で、最初のハードルを自ら低く設定してあげると、取り組みやすくなります。

1％メソッドは、いわば複利思考から成り立つもの。長く続けるためにはこの複利思考が重要で、たとえ1％でも、複利で積み重ねていけばものすごい成果を得ることができるのです。

血糖値についても、カロリーについても、気持ちの面でも、つねに1％の複利思考を持つようにしましょう。

千里の道も一歩から。

塵も積もれば山となる。

これを念頭に置いて、今この瞬間から、ぜひとも1％メソッドに取り組んでみてください。

たかが1%、されど1%

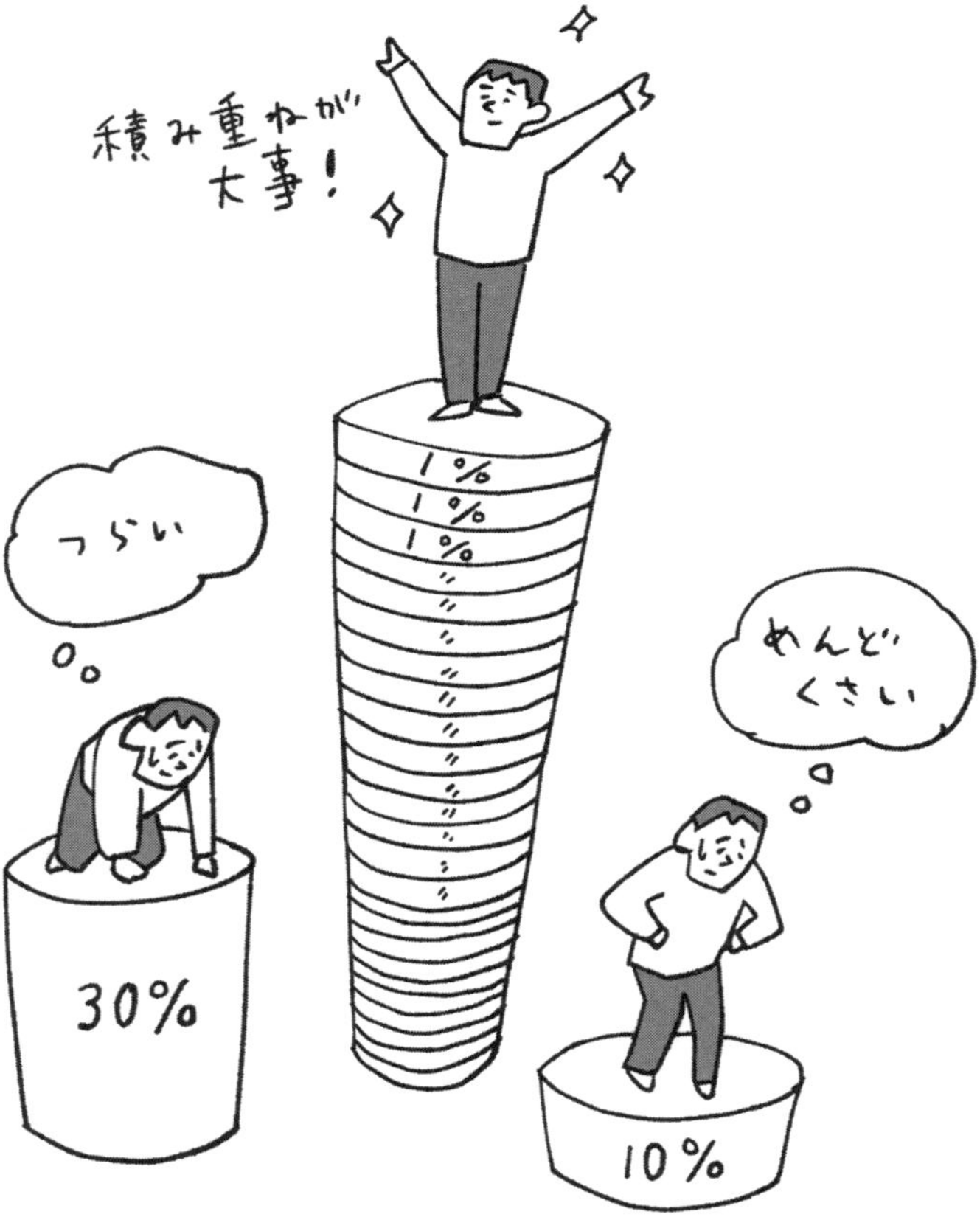
積み重ねが
大事!
1%
1%
1%
つらい
めんど
くさい
30%
10%

最初はほんの少し、短時間でも構わない。大切なのは続けること。それができれば、血糖値は確実に下がっていく。

「論より証拠」の数々を一挙公開！

1％メソッドの効果は、前述した「フリースタイルリブレ」という医療器具を使うと、すぐに確認することができます。

これは、体に装着することで24時間血糖値を測ってくれる機械で、日々の血糖値の変化がひと目でわかる、たいへん優れたアイテムです。

一定期間、続けて装着していれば、1％メソッドの驚くべき効果を数字で体感することができます。

私の指導によって、通常時の血糖値が下がり、糖尿病の症状が劇的に改善された患者さんは枚挙にいとまがありません。

私の直接の指導を受けた患者さんや、YouTubeチャンネルを見てくださった方から寄せられた声を、いくつか紹介したいと思います。

Uさん（67歳 女性）

美味しいものを食べることが生きがいで、若いころから糖質まみれでエンゲル係数の高い生活を送ってきました。お酒も大好きで、ビール、日本酒、ワインなど、なんでもござれ。いわゆる「暴飲暴食」をやらかしてしまい、反省することは何度もありました。

でも、すぐにまた同じことをくり返してしまいます。美味しい食べものとお酒の誘惑には、なかなか勝てませんからね。気づけば、肥満気味の体形になっていました。夫からも子どもたちからも、「ダイエットしなよ」と口ぐせのように言われるようになりました。

※この本で紹介する「体験者の声」につきましては、当事者のみなさんのプライバシーに配慮して、趣旨が変わらない範囲で内容を加筆しております。あらかじめご承知おきください。

そして、50代のときに糖尿病と診断されました。健康診断の各項目の数字はつねによくなかったので、自分でも納得の結果。お医者さんからそう告げられて初めて事の重大さを自覚しましたが、時すでに遅し。これぞまさしく、後の祭りというやつでしょう。

最初に訪れたクリニックでは、血糖値を下げる薬が処方され、食事のカロリー制限の指導がありました。薬を飲めば血糖値は一時的に下がります。でも、何カ月たっても空腹時血糖値の水準は変わってきません。

ほかの病院にも行ってみましたが、治療も指導も内容はだいたい同じ。薬を飲み、食事もお酒も以前より控えるようにしたものの、症状が劇的に改善することはありませんでした。

そんなある日、矢野先生の噂を聞き、すがるような思いでクリニックを訪れました。驚いたのは、先生が薬に頼らずに血糖値を下げる方法を提案されたことです。食事は、カロリー制限よりも、糖質コントロールと食べる順番のほうが重要といいます。とくに、炭水化物を食事の最後に口にすることで、食後血糖値の上昇を大きく抑えられるとのことでした。運動も、食後に数分、簡単なエクササイズをするだけでＯＫというスタイルなので、ズボラな私でも続けることができました。

すると驚いたことに、薬を服用しなくても本当に血糖値が下がったのです。空腹時血糖値も食後血糖値も、糖尿病と診断されてから初めて見る数字が並ぶようになりました。今はただ、矢野先生には感謝の念しかありません。

油断して暴飲暴食をしては元も子もないので、自分に甘くならないように、これからも先生のメソッドを続けていきたいと思います。

Ｔさん（75歳 男性）

「今やっているウォーキングを、朝起きてすぐではなく、食後に行うようにしてください。それだけで、血糖値がだいぶ変わってくると思いますよ」

これが、矢野先生が私に最初にしてくださったアドバイスでした。それまで、日課にしていた早朝ウォーキングが、血糖値対策としては逆効果になっている可能性があるというのです。

最初はちょっと信じられませんでした。どのお医者さんも、一様にウォーキングを推奨されますからね。朝起きてすぐはよくないと指摘されたのは、矢野先生が初めてでした。

だまされたつもりで、早朝ウォーキングをやめ、朝ごはんを食べたあとに歩くことに切り替えました。歩く距離や長さはまったく同じ。タイミングを変えただけです。

そうしたら、みるみる血糖値が下がっていくではないですか。味を占めて、昼食後も夕食後も歩くようにしたら、さらにいい結果が出るようになりました。これにはびっくりしましたね。教えていただいた簡単なことを少し頑張るだけで、状況が一変しましたから。

今度の旅行では、ご褒美に美味しいものを食べようと思います。そして、これからも食後のウォーキングに励みます。

本当にありがとうございました！

Sさん（72歳 女性）

4年前に糖尿病と診断されました。ヘモグロビンA1cの数値は7・5でした。当時通っていた病院の先生から、糖尿病の怖さを再三伝えられましたが、これといって生活に不都合はなかったので、「すぐに死ぬことはないだろう」と楽観的にとらえていました。

取り組んだのは、投薬治療のみ。食事内容は糖尿病診断前と同じで、糖質量はいっさい気にしていませんでした。当たり前のように、甘いものも食べていました。

しかし、そんな食生活を送っていて症状が改善されるはずがありません。ヘモグロビンA1cの数値は徐々に上がっていき、8台を示すことが普通になりました。楽観的な性格の私も、さすがに「このままでいいわけがない」と不安になってきました。

矢野先生のYouTubeチャンネルに出会ったのは、そんなときのことです。説明がわかりやすく、内容もとても簡単。ダメもとばかりに、早速メソッドを実践してみました。数週間後には数値は5台前半まで改善し、糖尿病の薬を飲む必要がなくなりました。

こんなことってあるのですね。「病気の治療には薬が必要」という固定観念が根本から覆されました。矢野先生を知ることができてよかった。今はその思いでいっぱいです。

Kさん（69歳　女性）

無知って本当に怖いですよね。血糖値というのは空腹時に測るものであり、その値が正常であれば何も心配はいらない。ずっとそう信じていました。

転機となったのは、矢野先生のYouTubeチャンネルです。そこで、じつは食後に血糖値は大きく上昇し、その数値がものすごく重要ということと、血糖値の推移を24時間継続して測定できるフリースタイルリブレの存在を知ることができました。

早速フリースタイルリブレを試したところ、空腹時115〜130、食後200という血糖値が示されました。完全に食後高血糖の状態だったのです。矢野先生のYouTubeチャンネルに出会わなかったら、自分が糖尿病予備軍だったということに、まったく気づけなかったでしょう。

この事実が判明した日から矢野先生のメソッドに取り組むことを決意し、

食事の内容を見直し、食後に運動する習慣をつけるようにしました。すると、血糖値は空腹時85~95、食後130~160にまで下がりました。糖尿病にはなりたくないので、今後も矢野先生のメソッドをずっと続けていきます。

Hさん（81歳 男性）

糖尿病との付き合いは、かれこれ20年ほどになります。これまで、薬を中心に、さまざまな治療を行ってきました。お医者さんに言われたことは守ってきましたが、劇的によくなることも、大きく悪くなることもありませんでした。血糖値もヘモグロビンA1cの数値も、高値安定という感じでした。

そして、昨年から矢野先生のクリニックに通院するようになりました。高齢なのでそもそも食事の量は少なく、糖質過多にもなっていないこと、足腰が悪くて運動するのが難しいことを伝えると、先生は座ったままできるバンザイストレッチ（この本では「1％ストレッチ」）を提案してくださいました。「これを食後に少しずつやっていきましょう」と。

そうしたら、同じ食生活を送っているのに、着実に数値は下がっていきました。先日、ヘモグロビンＡ１ｃの数値を測ったら5・8でした。5台の数値を見ることができたのは、糖尿病になってから初めてのことです。

ただバンザイをするだけと侮ってはいけません。効果は（あくまで個人的な感想ですが）絶大だと思います。

Ｉさん（58歳 女性）

矢野先生が提唱するメソッドのなかでいちばん「へぇ〜」と思ったのは、食事のときに炭水化物を最後に食べると、食後血糖値の上昇を抑えられるという内容でした。いわゆる「カーボラスト」です。

それまで、野菜を最初に食べる「ベジファースト」がいいという情報を聞いたことはありましたが、カーボラストは初耳。食事の内容や量を変えず、血糖値の上昇を抑えられるのなら、食いしん坊にとってそんなにうれしい話はありません。すぐに実践してみることにしました。

まず、お肉や野菜などのおかずを先に8割程度食べ、2割程度を残します。そして、残った2割のおかずとごはんを最後に一緒に食べるようにしたのです。これを半年ほど続けたところ、血糖値もヘモグロビンA1cの数値も大幅に下がりました。

そしてなんと、体重も4キロ減りました！　矢野先生のメソッドは糖尿病対策に有効なだけでなく、ダイエット効果もあると思います。

さらに、最初におかずだけ8割食べるようにすると、ごはんにたどり着くまでがしょっぱく感じるので、料理全体の減塩も実現できました。これを「一石三鳥」というのですかね。カーボラスト、恐るべし。本当におすすめです！

Rさん（66歳 男性）

矢野先生のYouTubeチャンネル。これはまさに、運命の出会いだったと思います。なぜなら、フリースタイルリブレの存在を知ることができたからです。これを装着することによって、血糖コントロールが格段にはかどりました。もちろん、先生の提唱する食事や運動のメソッドを忠実に守ったことは言うまでもありません。

10カ月前、空腹時血糖値は３００超、ヘモグロビンＡ１ｃの数値は11台でした。当時通っていた病院からは、入院を勧められるほどひどい状態でした。それが今では、空腹時血糖値は１００前後、ヘモグロビンＡ１ｃは5台前半にまで下げることができました。大げさではなく、奇跡です。矢野先生には本当に感謝しかありません。ありがとうございました。

Wさん（77歳 女性）

今までいくつもの病院を受診してきました。糖尿病に関する本も何冊も読みました。さまざまな方法を試してきましたが、でも、効果はありませんでした。半年前、矢野先生のメソッドを初めて知ることができました。お手軽なので、すぐに実践し、それを継続することができました。とても役に立ちました。8・6もあったヘモグロビンA1cの数値が、半年もたたずに6・2にまで下がりました。ちょっと、信じられないくらいです。とくに、食後のウォーキングの効果がすごいと感じています。

Jさん（59歳 女性）

会社員時代は毎年健康診断を受けていましたが、結婚して専業主婦になってからはさぼりがちになっていました。長年、とくに体の不調もなかったので、危機感が欠如していたのでしょう。

先日、久しぶりに血液検査を受ける機会がありました。ヘモグロビンＡ１ｃの数値が13・２で糖尿病と診断されたときは、絶望的になりました。お先真っ暗でした。

病院で薬を処方してもらいましたが、それ以外に自分で何かできる方法はないかと思い、ネットでひたすら検索しました。そこで見つけたのが、矢野先生のYouTubeチャンネルです。

やさしい語り口で、説得力のある内容。「すぐにやってみよう」という気になりました。そして、糖質制限食を取り入れ、毎食後にウォーキングとスクワットを行うようにしました。

これを数カ月続けたら、なんとヘモグロビンＡ１ｃの数値は正常値の５・４にまで下がり、さらには薬を飲む必要もなくなりました。

頑張ったかいがありました。矢野先生、本当にありがとうございました！

Fさん（40歳 男性）

仕事がフリーランスのため、健康診断にはずっと縁がありませんでした。会社員の友人の「○○の数値が上がった・下がった」という話題には、全然ついていけませんでした。

40歳になって、住んでいる区から国保の特定健診の案内が届き、初めて健康診断を受けることになりました。そこで示されたヘモグロビンA1cの数値は9・5。健診を受けた病院の先生から、糖尿病の危険性を示唆されました。

インターネットで自分でも調べてみました。そこで改めて「ヤバい数値」であることを実感しました。「本気で対策を講じないと、取り返しのつかないことになるな」と。

まずは糖尿病に詳しい先生に話を聞き、しっかり治療しようと決意。比較的家から近かった、やのメディカルクリニック勝どきを受診しました。結果的に、身近な場所で矢野先生に出会えたことはラッキーでしたね。

先生からいろいろアドバイスをいただき、メソッドを早速実践しました。2カ月後、ヘモグロビンA1cの数値を測ったら、7・3にまで下がっていました。体感的に、食後の血糖値スパイクを抑えるための運動の効果があったと思っています。

どうもありがとうございます。正常値に下がるまで、これからも続けていきます。

Aさん（62歳 女性）

過去に何人ものお医者さんに診ていただいてきましたが、お仕事をしっかりこなしているだけという感じで、どこか他人事のように接する先生ばかりだと思っていました。患者の立場になり、親身になっていろいろ指導してくださるお医者さんは、矢野先生が初めてです。医師である以前に、そもそもの人柄が素晴らしいと思います。

そしてもちろん、指導も的確で、メソッドも効果的。矢野先生に出会う前に10以上あったヘモグロビンA1cの数値が、今では7を切るまでになりました。

これからも矢野先生のメソッドをしっかり続けていきます。そしていつか、糖尿病の寛解を目指します。

Mさん（74歳 女性）

何も難しいことはしていません。めんどうくさいとか、つらいとか思ったこともありません。ただただ、矢野先生が教えてくださったことを実践しただけです。

炭水化物を最後に食べるカーボラスト。食後のウォーキング。夕飯時に白米をカット。これを2カ月間続けただけで、空腹時血糖値220、ヘモグロビンA1c11・5だったのが、それぞれ112と6・9にまで下がりました。まるで、魔法のようでした。


さらに、1%メソッドに取り組んだ人のビフォーアフターの具体例を紹介します。99ページで紹介した24時間、血糖値の推移を測定できるフリースタイルリブレのデータです。

具体的な変化をグラフでご理解いただけるでしょう。

リブレデータの見方

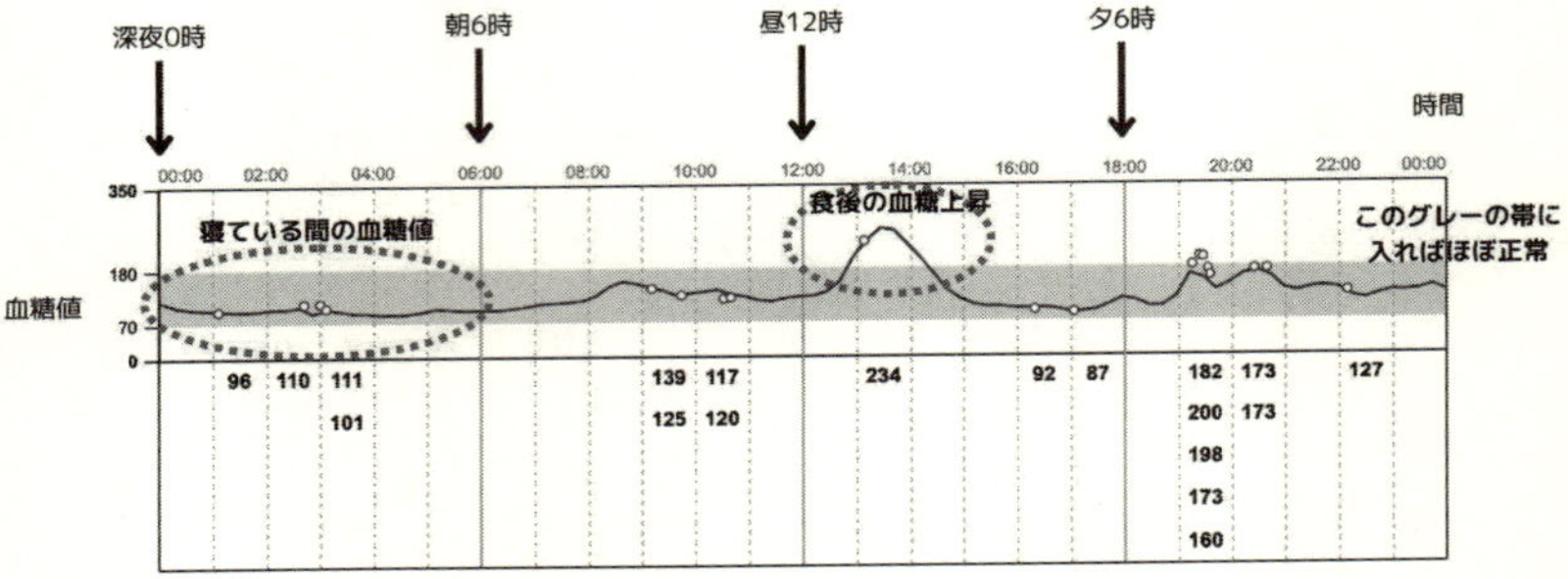

リブレデータを見れば、深夜0時から翌日同時刻までの24時間の血糖値の推移をチェックすることができる。
グレーゾーン（70～180）に入っていれば、血糖値はほぼ正常と考えていい。
就寝時の血糖値は比較的安定しているが、食事をすると上昇する。糖尿病患者をはじめ、通常時の血糖値が高い人は就寝時もグレーゾーンからはみだしてしまうことがあり、食後の血糖値の上昇度合いも高い傾向にある（グラフ上にリンゴのマークがある場合は、その時間に食事をとったことを意味する）。
グラフの上下動の波が大きいほど、激しい血糖値スパイクが起こっているということ。これを回避して血糖値を安定させるために、「1%メソッド」に取り組む必要がある。

59歳・女性・介護職

Before ｜ 1% メソッド実践前

糖尿病と診断され、内服薬3種類で治療するも、ヘモグロビン A1c はつねに 11%前後。自己流で食事制限しながら糖尿病改善に取り組んでも数値は下がらず。

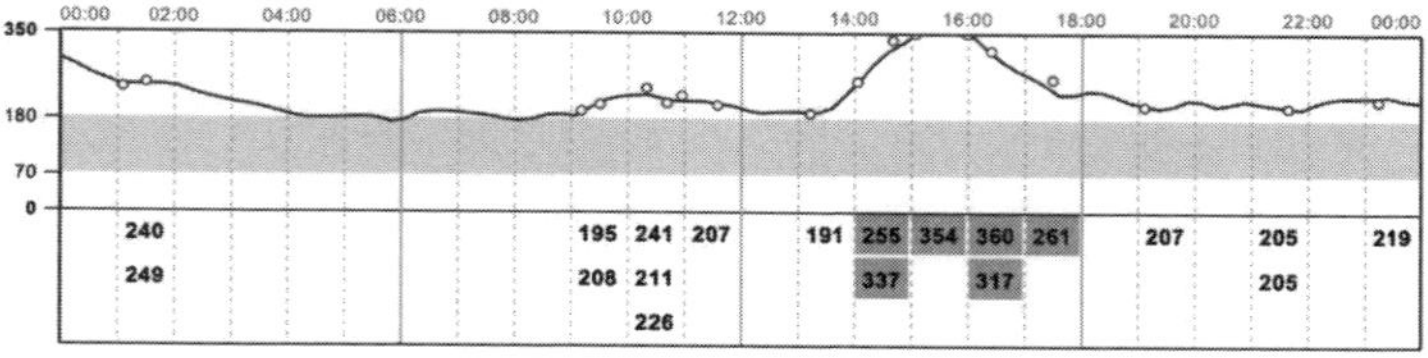

1%メソッド ｜ ミスター血糖値の指導内容

・夕食時の炭水化物の制限
・昼食後に職場の階段を使って１％踏み台昇降＋１％ストレッチ
・職場で提供されるお昼の食事をやめて自作のお弁当を持参
・おやつは糖質量の少ないものに変更
・仕事中のスポーツドリンクの禁止

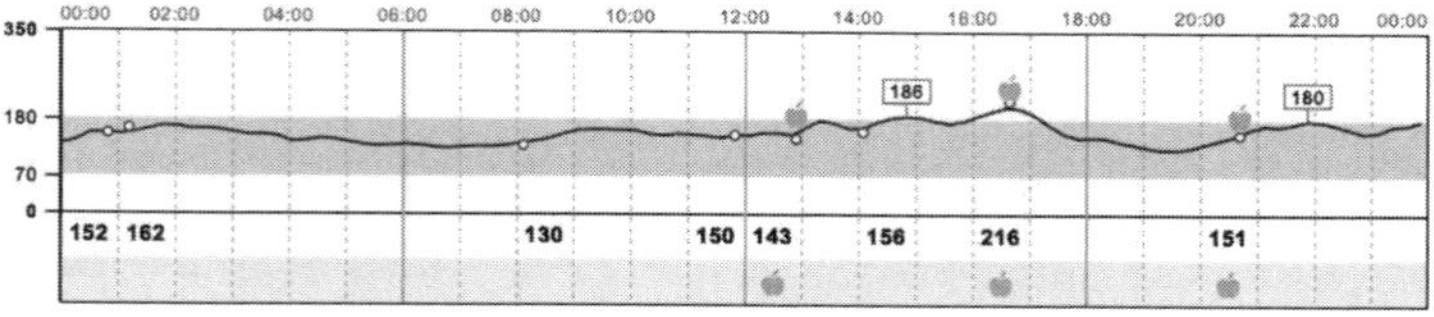

After ｜ 1% メソッド実践後

・ヘモグロビン A1c が 11.2% から 6.9% に
・350 超だった昼食後血糖値が 150 以下で安定
・ずっと下がらなかった夜間血糖値が 150 以下で安定
・糖尿病の内服薬が 3 種類から 1 種類に（血圧の内服薬が不要に）
・体重が 3 カ月間で 6kg 減

68歳・女性・自営業

Before ｜ 1%メソッド実践前

50代なかばから血糖値は高めで、糖尿病の疑いがあるという指摘をされていながらも、長らく健康診断を受診せず。体調が気になって近くの病院を受診したところ、血糖値が随時300以上あることが判明。

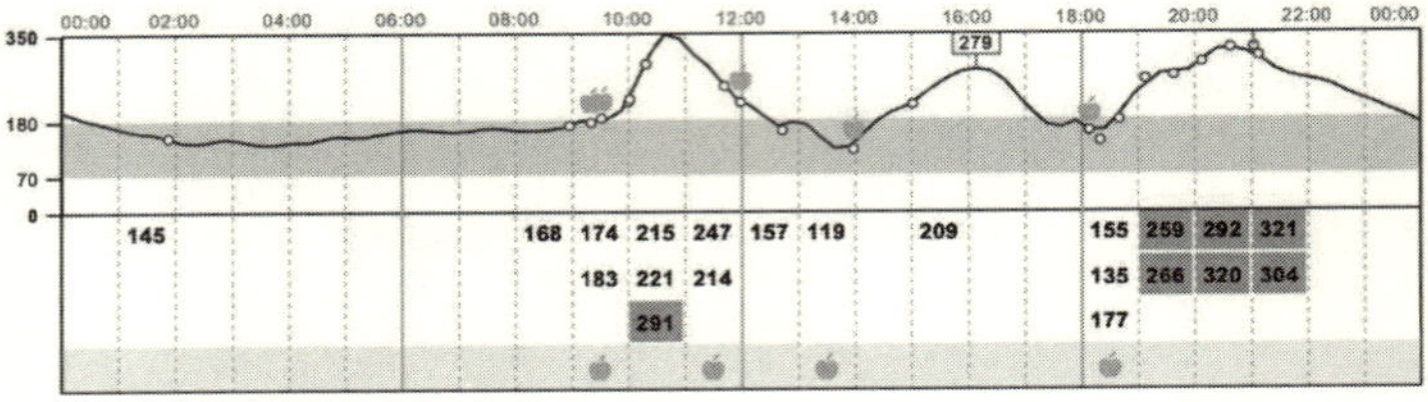

1%メソッド ｜ ミスター血糖値の指導内容

・スローフード、カーボラストの食事法
・毎食後に1%ストレッチ＋1%ウォーキング＋1%スクワット
・夕食量を減らす（日によっては夕方と夜の分食を実施）
・養命酒、乳酸菌飲料、スポーツドリンクの禁止
・晩酌はビールからハイボールに変更

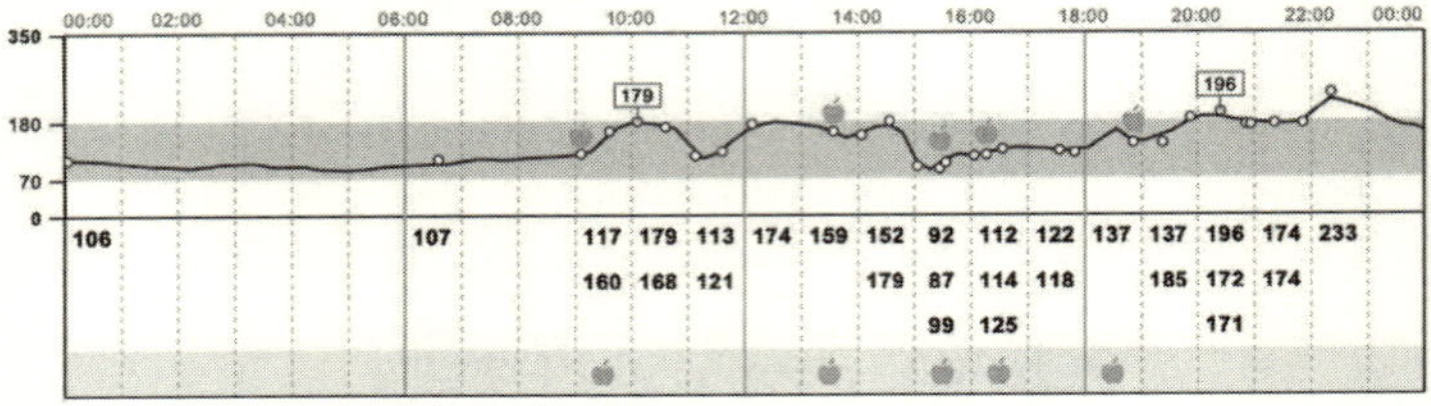

After ｜ 1%メソッド実践後

・毎食後300前後まで大きく上昇していた血糖値が200前後に
・空腹時血糖値も100前後で安定
・目立った血糖値スパイクが抑制

71歳・女性・主婦

Before | 1%メソッド実践前

もともと健康診断で糖尿病を指摘されていたが、インスリン注射や入院を恐れて10年以上放置。ヘモグロビンA1cは8%以上がずっと続いており、自力で食事や運動を改善を図るも、状況は変わらず。

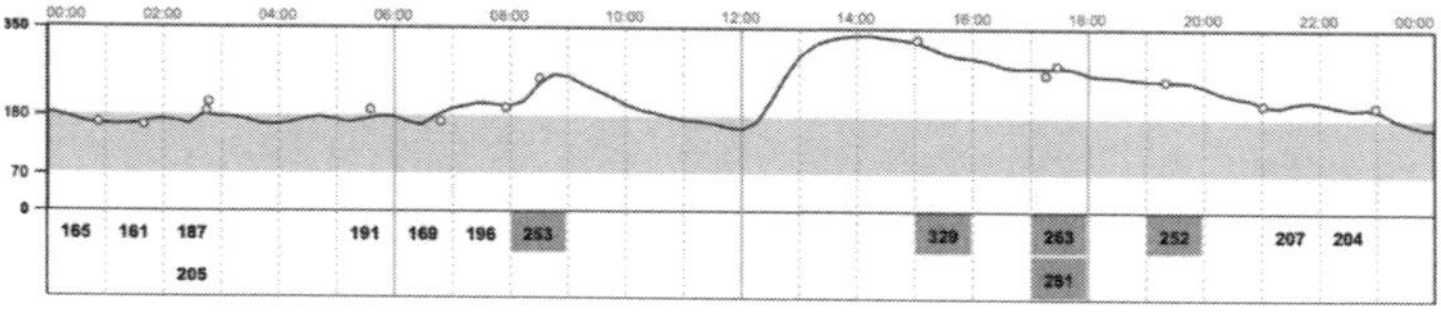

1%メソッド | ミスター血糖値の指導内容

・夕食時の炭水化物を制限し、午後9時までに終わらせる
・毎食後に1%ストレッチ+1%ウォーキング+1%スクワット
・それまで行っていた朝の30分のジョギングを禁止
・午後9時以降の食事を禁止

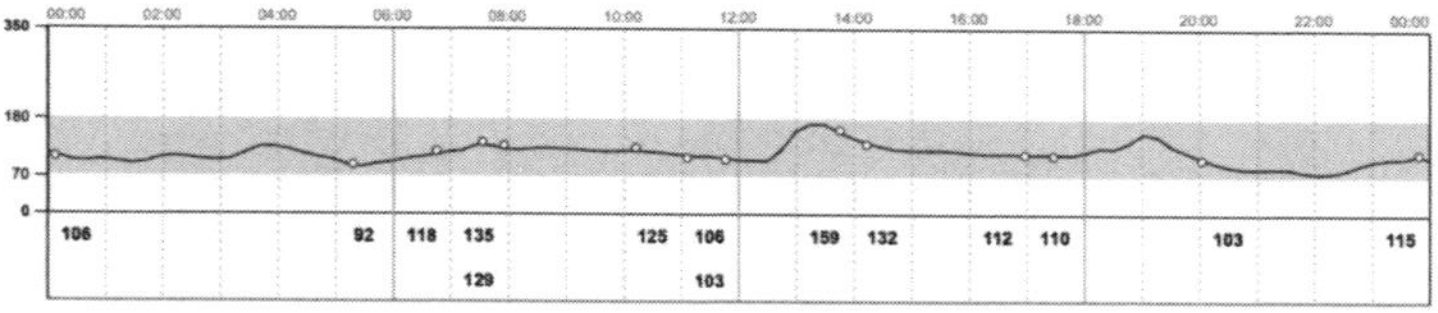

After | 1%メソッド実践後

・起床時の空腹時血糖値が190から90に
・350くらいまで上昇していた昼食後の血糖値が180程度に抑制
・ヘモグロビンA1cが8.8%から5.9%に

いかがでしょうか。

紹介した声やデータはごく一部で、これ以外にも多くの人から「血糖値やヘモグロビンＡ１ｃの数値が下がりました」といううれしい報告をはじめ、希望に満ちたコメント、お礼や感謝の言葉が届いています。

やればちゃんと結果が出る。私からみなさんにお伝えしたいのは、まさにこのひと言です。この本（具体的には次章以降）には、血糖値を下げる方法、糖尿病を改善させるあらゆる方法が網羅されています。やっかいな血糖ブースターをつねにオフにすることができます。

もう、悩むことはありませんね。今すぐ１％メソッドの内容を頭に入れ、できることから取り組み、なかなか関係を断ち切ることのできなかった高血糖に別れを告げましょう！

第4章

血糖ブースターをオンにするNG生活習慣20

やって「オン」になるのなら、やめて「オフ」にすればいい

この章では、その行為を続けていると、つねに血糖ブースターをオンにしてしまう、間違った食生活（&それ以外の生活習慣）の代表的なものを紹介していきます。

重視したポイントは次のとおりです。

- 多くの人がやってしまいがち（実際にやっている人が多い）
- 血糖値が下がることにつながると勘違いしている
- 間違いを正しやすい（すぐに生活を改善できる）

これらの条件を満たすであろう項目を全部で20個用意しました。今すぐにやめるべきメインの前半12項目と、できればやめたほうがいいサブの後半8項目で構成されています。

おそらくほとんどの読者が、「え！　そうだったの？」となることでしょう。よく勘違いされていたり、意外に知られていなかったりすることばかりを集めましたからね。

みなさんが目指すべきなのは血糖値を下げること、すなわち血糖ブースターのスイッチをオフにしておくことです。

この章で紹介している間違った食生活（&それ以外の生活習慣）を続けていたら、血糖ブースターの活動は止まらず、いつまでたっても血糖値が下がることはありません。

まずは、ひとつでもいいのでやめてみましょう。そして、少しずつ着手する項目を増やしていってください。血糖値はひとりでに下がっていきます。最終的には、すべてカバーできるようにしたいですね。

人工甘味料が脳のバグを誘発！

ブースターON！1

清涼飲料水（ジュース）は糖質ゼロの商品を選ぶようにしている

糖質を摂取すると血糖値が上がる——このメカニズムは誰もがご存じのことでしょう。ゆえに「糖質ゼロの食品は血糖値に影響しない」と思っている人も多いはずです。

しかし、それは大きな誤解です。たとえ糖質がゼロだったとしても、人工甘味料が添加されている飲料はその限りではありません。

確かに、飲んでもそれが原因で血糖値が急激に上昇することはないのですが、常飲していると、体に予想外の影響をきたします。

通常、甘いものを摂取すると血糖値が上がり、インスリンが分泌されますが、糖質ゼロのドリンクを飲んでも血糖値が上がらないので、インスリンは分泌されません。この状況に対し、脳が「あれ？」と疑問を抱くのです。

脳は舌（味覚）から、甘いもの（人工甘味料）を摂取していることを感じとっ

これはNG！
糖質ゼロドリンクの常飲

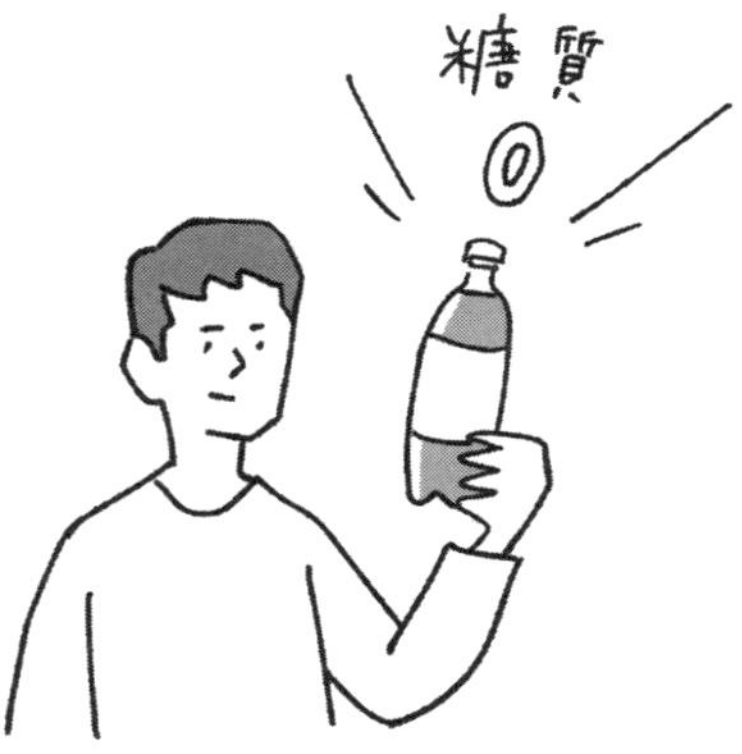

ています。にもかかわらず、インスリンが全然分泌されない。このギャップに、異変を覚えます。

そして、詳細なメカニズムはまだ解明されていないのですが、混乱した脳が「糖質を摂らなきゃ。もっと甘いものを食べなきゃ」という意識を芽生えさせるようなのです。

その結果、人間の行動変容を起こし、糖質をたっぷり含んだ食品を多く摂取する行為に導いてしまいます。当然、血糖値は上昇します。肥満につながることもありますし、糖尿病を引き起こすケースもあります。

「普通の砂糖よりも人工甘味料のほうが太りやすい」という研究結果もあるので、その因果関係は否定できないでしょう。

糖質ゼロのドリンクは、飲んだ瞬間の血糖値の上昇には影響しません。でも、将来的に高血糖をまねく恐れがあるのです。

油断は禁物です。気をつけましょう。

効果よりも弊害がそれを上回る!

ブースターON!2

「健康のため」に野菜ジュースを毎朝飲んでいる

野菜は体にいい。健康のためには、積極的に摂取したほうがいい。

ほとんどの読者が、このような認識を持っていることでしょう。私はこれを真っ向から否定するつもりはありません。

しかしその一方で、全肯定することもできません。野菜を体に摂り入れるのなら、なんでもかんでもOKとはいえないからです。野菜の種類は大事ですし、摂取の仕方も重要になってきます。

注意したいのは、市販の野菜ジュースです。健康のためにと、毎朝飲んでいる人もいるでしょう。「これ一本で一日の半分の野菜の栄養素が摂れる」などの謳い文句を見ると、ついつい手が伸びてしまうかもしれません。

でも、注意してください。野菜ジュースには大きな落とし穴が潜んでいます。

砂糖不使用ならいいのですが、たいていの野菜ジュースは飲みやすくするために加糖したり、果物を混ぜたりしています。これが、不要な糖質摂取につながってしまうのです。

200㎖ほどの小さいパックの野菜ジュースには、だいたい15ｇから20ｇの糖質が含まれています。角砂糖にすると、4つか5つ分です。それを一気に体に流し込むわけですから、言わずもがな血糖値は上がります。

野菜の栄養素を摂るつもりで飲んでいたとしても、そのプラス面をすべて消し去り、マイナスに転じさせるほどの負のパワーを持った糖質を、過剰に摂取してしまうことになるのです。野菜ジュースを飲んで健康になる人よりも、不健康になる人のほうが多い——私はそう感じています。

健康意識の高い人には、自作のスムージーを毎日飲んでいるというケースもけっこう見られますが、こちらも野菜ジュースと同じこと。血糖値上昇に大きく影響します。果物に含まれる果糖の恐ろしさを侮ってはいけません。

これはNG!
加糖の野菜ジュースを飲む

脂質をケアすれば万事ＯＫではない！

ブースターＯＮ！３

脂質の摂取を減らすためにドレッシングはノンオイルを使用している

本題から逸れるので詳細は割愛しますが、糖質同様、脂質の過剰摂取も体には良くありません。良質な不飽和脂肪酸など、体に好影響を与える脂質も存在するとはいえ、摂りすぎには注意が必要です。

脂質は体に良くない。アブラでギトギトの料理は避けるべき。

このように認識している人は多いと思います。実際に、脂質を控えた食事にこだわっている人は大勢いるでしょう。「家で使うドレッシングはつねにノンオイル」という人も少なくありません。

その心意気やよし。ではあるのですが、ここで見落としがちなことがあります。

それは、ノンオイルドレッシングを使うことで脂質をカットできても、糖質まではセーブできないということです。

市販のノンオイルドレッシングには、じつはかなりの糖質が含まれています。なかには、通常のドレッシングよりも糖質の多い商品があるくらいです。

ノンオイルドレッシングの弱点は、脂質をカットすることによって、うま味やコクが失われてしまうこと。

メーカーはそれを補うために、糖質を増やして味の調整をします。

機会があれば、同じメーカー、同じ味のドレッシングで、通常のものとノンオ

これはNG！
ノンオイルドレッシングの多用

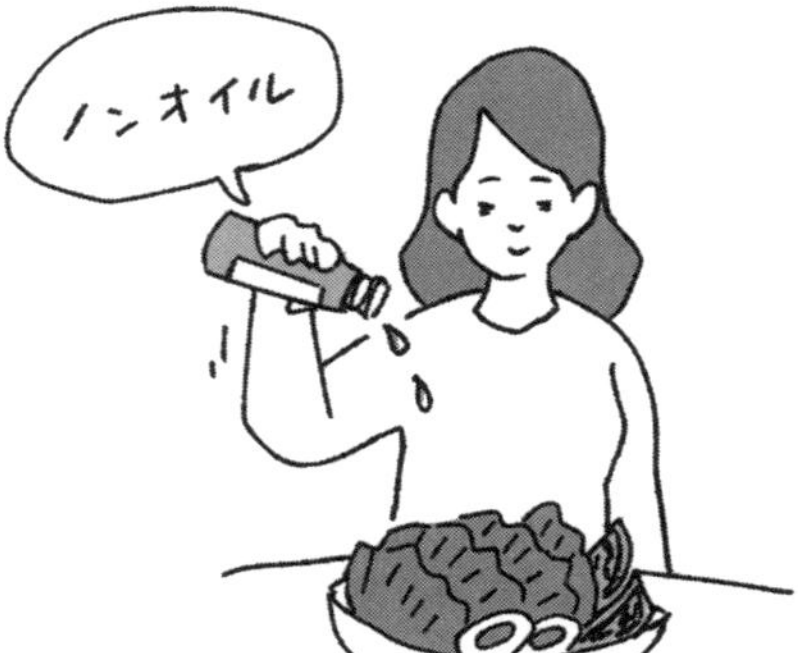

イルのものの成分表示を比較してみてください。ノンオイルのほうが糖質多量というケースも見られるはずです。

ノンオイルドレッシングだから安心とばかりに、ドバドバかけていたら、将来的に必ず後悔することになるでしょう。これぞまさにドレッシングの罠。「ノンオイル＝健康」というイメージに騙されてはいけません。

血糖値の上昇を抑えたい人がサラダを食べる場合は、糖質をコントロールした自作ドレッシング、そもそも低糖質のマヨネーズ、あるいは塩のみ、といった味付けで楽しみましょう。

肥満や糖尿病予防にあまり意味のない指標！

ブースターON！4

食品を購入する際はとくに「カロリー」を気にしている

医学の世界はつねに新たな発見の連続で、日進月歩で発展しています。かつての常識が通用しなくなったり、通説が覆されたり、といったことは日常茶飯事です。極端な話、真逆の結論が示されるケースもあります。

そんな、常識が変わったもののひとつにカロリーが挙げられます。以前は、摂取カロリーが消費カロリーを上回ると太るとされていました。しかし、さまざまな研究によって、カロリーが太ったりやせたりすることにほとんど関係しないことが明らかになりました。

簡単にいうと、カロリーを多く摂取したからといって、太るとは限らないということです。当然、血糖値にも影響しません。

カロリーは体を動かすエネルギーの単位で、食品においては「1気圧の環境下で1Lの水を1℃上昇させるのに必要な熱量＝1kcal」と定義されています。そして、その食品が体の中で産出するエネルギー量を○kcalというように示します。カロリーが高いということは、それだけ栄養素が豊富に含まれていることを意味するので、食べすぎ防止の参考程度にはなるでしょう。

しかし前述のとおり、カロリーは肥満にも血糖値上昇にも関係性が認められません。これが、現在の医学の常識です。

カロリーをいっさい無視して構わないとまではいいませんが、神経質になったところで健康増進にはあまりつながらないということを知っておきましょう。カロリーを気にしながら血糖値を下げることができた人に、私はこれまでお目にかかったことがありません。

食品購入時に成分表をチェックする際は、カロリーではなく炭水化物（糖質）を真っ先に見るようにしてください。これが、血糖値上昇のもとであり、糖尿病の大きな原因のひとつです。数字（グラム数）が高いほどリスクが上がることはいうまでもありません。

カフェインがもたらす負の連鎖に要注意！

ブースターON！5

コーヒーはいつもブラックにしている

甘いものの食べすぎは体に良くない。これがわかっていても、人間、なかなかゼロにすることはできませんよね。

かくいう私も、たまに甘いものを食べることがありますすし、「糖尿病になりたくなければ、甘いものを一生口にしてはいけない」といった極論を展開するつもりもありません。節度を守って楽しむぶんには、まったく問題ないと思います。

ただその際に、ぜひとも覚えておいていただきたいことがあります。それは、甘いものと同時にカフェインを摂取すると、血糖値の急上昇をまねく危険性があるということです。

例えばケーキを食べる際、免罪符のようにブラックコーヒーを一緒に飲む人は多いでしょう。

「コーヒーに砂糖を入れたら糖質を摂りすぎちゃうから、せめてブラックで」

そんな考えが根底にあると思いますし、実際にコーヒーには糖質の吸収を穏やかにする効果があるとする論も存在します。しかしこの組み合わせは、じつは血糖値の上昇を抑えるどころか、むしろ急上昇を後押しする要因になります。裏で暗躍しているのは、コーヒーに含まれる成分のカフェインです。

カフェインを摂取すると交感神経が活発になり、体のパフォーマンスを高めるホルモンのアドレナリンが分泌されます。すると、アドレナリンが肝臓に働きかけ、糖新生を促進します。これにより、ケーキの糖質とカフェインが起こす糖新生のダブルパンチ状態が生まれてしまうのです。

コーヒーを紅茶に切り替えても、やはりカフェインを含むのでほとんど意味は

これはNG！
ブラックコーヒーの常飲＆甘いものとの同時摂取

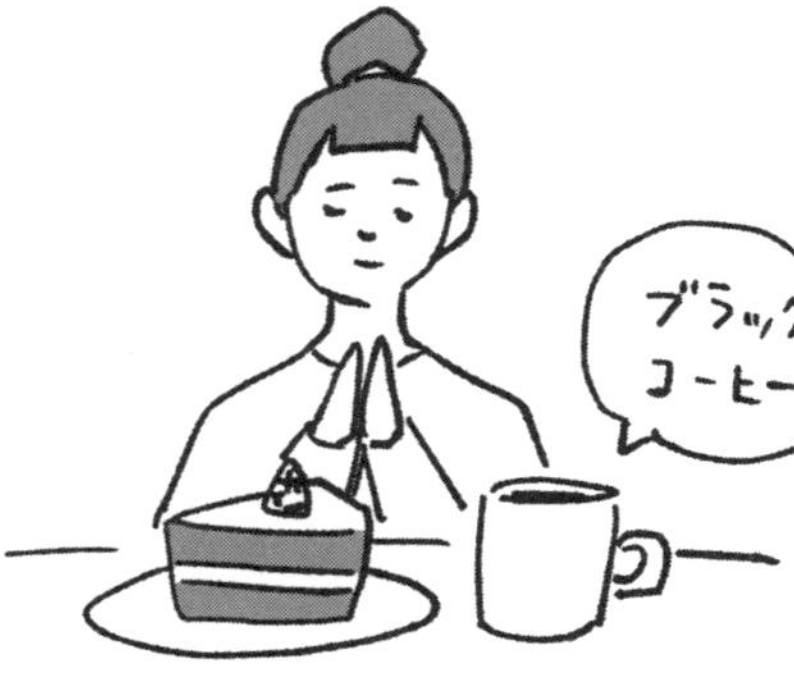

ありません。和菓子に緑茶、も同様です。甘いもの＋カフェインを含む飲み物の組み合わせは最悪。そのように覚えておいてください。どうしても、という場合は、カフェインレスのコーヒーやお茶を活用しましょう。

疲労回復どころかダメージを与えることも！

ブースターON！6

勉強、仕事のあとに「疲労回復のため」に糖分を摂っている

人間は、脳が活発に働いてくれないと、いきいきとした生活を送ることができません。脳のエネルギー源となるのはおもにブドウ糖なので、脳は血糖値が下がりすぎることを嫌います。脳に備わっている血糖を感知するシステムは繊細で、血糖値が安定しているときはしっかり働いてくれますが、低血糖になると機能が低下します。同時に、体は眠気や疲労感を覚え、糖質を欲する状態になります。

ここで、疲れた脳に糖質を供給すべく、甘いものを食べるという行為が昔から取り入れられていますが、やみくもに行うのは推奨しかねます。なぜなら、低血糖時に糖質を一気に摂取すると、血糖値の急上昇をまねく恐れがあるからです。

これを受け、急激に上がった血糖値を下げようとして、インスリンが大量に分泌されます。すると今度は、またたく間に血糖値が下がっていきます。つまり、血糖値の乱高下＝血糖値スパイクが起こってしまうのです。

血糖値スパイクは、脳にかなりのダメージを与え、なおかつ再び低血糖状態をつくりやすくします。ゆえに、脳の疲れをとるために甘いものを食べるという行為は、危険と隣り合わせということができるのです。

そして怖いのはここから。低血糖をくり返す人は認知症になりやすいというデータが出ており、信憑性の高いエビデンスも多く発表されています。

アミロイドβという脳内で作られるたんぱく質の一種の分解異常が起こると、脳の萎縮をまねき、アルツハイマー型認知症が進行するのですが、インスリンの過剰分泌がこの状態をさらに悪化させることがわかっているのです。

脳の疲労回避のために、よかれと思って口にした甘いものが、巡り巡って認知症の原因になる可能性があるなんて、今まで考えたこともなかったでしょう。

でも、これが現実です。それにきちんと向き合い、摂取する糖質の量をコントロールすることに、しっかり意識を向けるようにしてください。

良い面だけに注目していると痛い目をみる！

ブースターON！7

うどん、ラーメンより、健康を気づかってそばを食べている

そばという穀物には、さまざまな栄養成分が含まれています。

毛細血管を丈夫にしてくれる、ポリフェノールの一種のルチン。お通じを良くしてくれる食物繊維。エネルギー代謝を促してくれるビタミンB群。体の成長や健康維持をあらゆる面からサポートしてくれるミネラル。などなど、数えだしたらきりがありません。

低カロリーかつ、たんぱく質を豊富に含んでいることも注目されており、「健康食」「ヘルシー」というイメージが根づいています。そばを扱う食品メーカーやそば店は、ことさらそれを強調しています。

ただしこれは、あくまで良い面だけにフォーカスを当てた情報にすぎません。その裏にひそむもうひとつの顔には、いっさい触れられていないのです。薬に例えるのなら、効能だけをアピールして、副作用の可能性にまったく言及していない状況と同じです。

そばは本当に、健康食といえるのでしょうか。糖尿病専門医の私の答えは「ノー」です。そばには糖質がたくさん含まれている——理由はこれに尽きます。

これはNG！
健康食としてそばを食べる

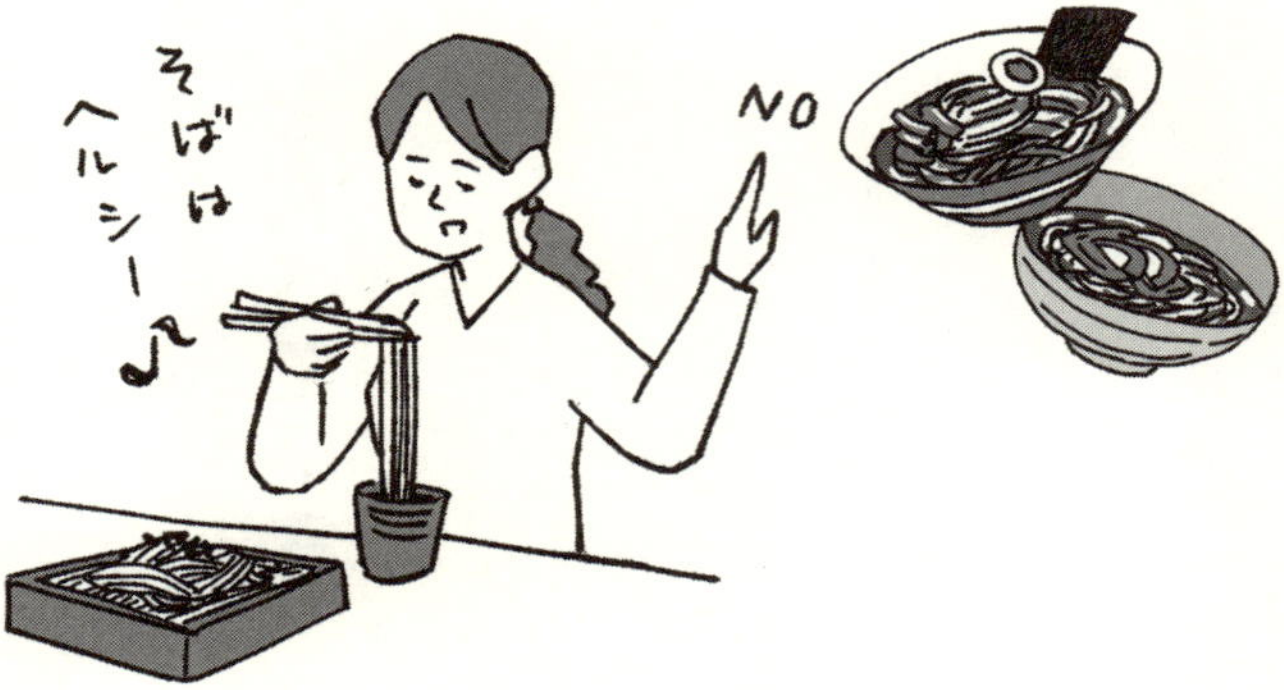

おそらく「そばよりも小麦粉のほうが糖質は高そう」というイメージを持っている人が多いはずで、それゆえにうどんやラーメンと比較した際に、「そばのほうが断然健康的」と認識しているのではないでしょうか。

しかしそれは、完全な間違いです。

生麺か乾麺か、茹でる前か茹でた後か、などによって数値は若干変動しますが、1食あたりの糖質は、ラーメンもうどんもそばも大差はありません。肥満のもとであり、糖尿病の原因であることに、なんら変わりはないのです。

そばを食べること自体は構いません。しかし、リスクを認識しておくことと、食べすぎに注意することは、忘れないようにお願いします。

朝食抜きがもたらす未来はとても恐ろしい！

ブースターON！8

ダイエットのために朝食、場合によっては昼食も食べない

肥満のメカニズムを、世の中の多くの人が誤解しています。たくさん食べたら太る。この認識は間違ってはいませんが、人間の太る太らないには、じつは量よりも質のほうが大きく関係しています。決め手となるのは糖質です。脂質でもカロリーでもありません。

「ダイエットのために揚げ物を控えている」という人をたまに見かけますが、その代わりにお米や麺類をたくさん食べていたと

したら、かえって逆効果。肥満に拍車を掛けることになってしまいます。

糖質を摂ると血糖値が上がり、インスリンが分泌され、血糖値が低下すると同時にブドウ糖が筋肉に取り込まれるのですが、ここで余ってしまった分が中性脂肪となり、脂肪細胞に取り込まれ、それによって太ります。

これが肥満のメカニズムです。揚げ物や脂身でギトギトのお肉を食べたとしても、摂取される糖質量は知れているため、みるみる太ることはありません。

また、あくまで肥満に関係するのは量よりも質なので、太らないために食事の回数を減らすという行為も、1日の総量としてしっかり糖質を摂ってしまっているのであれば無意味です。食事の回数を減らしても、太ります。

「時間がないから」「面倒だから」を理由に、朝食抜きをするのもやめましょう。朝食を抜いている人のほうが太りやすく、糖尿病になりやすい（改善しにくい）という研究結果が出ているからです。

朝食を抜くと、かなりの空腹状態でその日の1食目を摂取することになります。それが血糖値の急上昇、ひいては血糖値スパイクを起こすのです。

時間栄養学という学問の領域では、それが常識とされていますし、1日2食よりも3食のほうが、体重も血糖値もコントロールしやすいことがわかっています。

食事はなるべく、3食に分けてとるようにしましょう。

お行儀よりも意識すべきは食べる順番！

ブースターON！9　食事の際は三角食べを意識している

「おかずばかり食べていないで、ごはんやお味噌汁もバランスよく食べなさい」

子どものころ、食事中に親御さんからこのような指導を受けた経験のある人は多いのではないでしょうか。主食、おかず、副菜、汁物などを交互に食べることを推奨する、いわゆる「三角食べ」です。小学校の給食時に先生から教えられた、というケースもあるでしょう。

この教えが身についている世代の人たちは、ひとつのお皿の料理を集中して食べる「ばっかり食べ」は、三角食べよりもお行儀が悪いとする傾向があります。

しかし、健康維持という観点で見ると、三角食べは決していい食べ方とはいえません。できれば食事の最後に食べておきたい「あるもの」を前半戦に口にすることになり、それによって血糖値が著しく上昇してしまうからです。

その「あるもの」とは、ごはんやパンなどの主食（＝炭水化物）です。

炭水化物を食事の最初のほうに食べると、血糖値の上昇スピードを上げることがわかっています。その一方、先にたんぱく質や食物繊維などを食べておくと、糖質の吸収速度が遅くなり、血糖値の急激な上昇を抑えられます。

ひと昔前、野菜を最初に食べる「ベジファースト」がもてはやされました。それも別に悪くないのですが、先に食べるのにふさわしいのは野菜だけとは限りません。お肉やお魚でもOKです。

何より意識すべきは、炭水化物を最後に食べること。これを「カーボラスト」と呼びます。カーボラストを徹底すれば、血糖値をうまくコントロールできるのです。

これはNG!
食事は三角食べを徹底

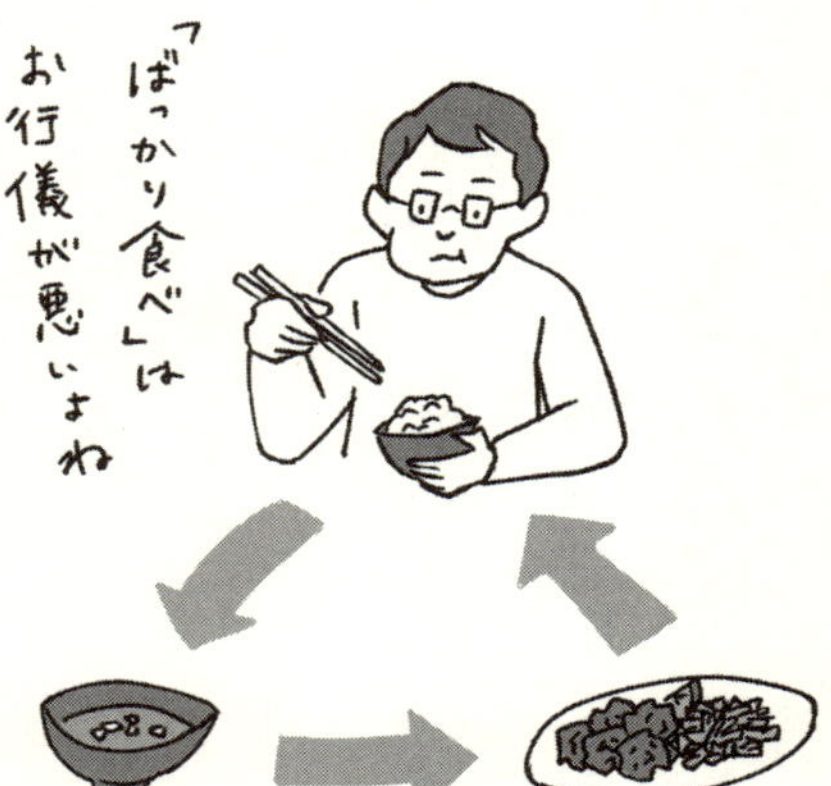

「お腹に入れば全部一緒」という考え方は大間違い。食べる順番によって、みなさんの健康は大きく変わってきます。

理想的なのは、先に前菜やおかずが出てきて、最後にごはんで締める、和食のコースや旅館の夕食です。食事の際は、つねにこの順番を気にかけましょう。

激しすぎる運動は逆効果になる場合も！

ブースターON！ 10

週2〜3回のジムやマラソンでしっかり体をつくっている

この本では、血糖値を下げることを目指した「1％メソッド」を推奨しています。これには、1％ストレッチ、1％スクワット、1％ウォーキング、1％踏み台昇降が含まれます。すべて、お手軽な運動です。とくに食後にこれらを行うと、血糖値の上昇を抑えてくれます（詳細は第6章を参照）。

「この程度の運動でも効果があるのなら、もっと激しい運動をすればさらに血糖値を下げられるんじゃないの？」

おそらく、そう思う人もいるでしょう。

もちろん、運動は推奨できるのですが、なんでもかんでもというわけにはいきません。タイミングと強度。これが大切になってきます。

じつは、血糖値が高い状態のときに激しい運動をすると、血糖値を下げるどころか、さらに上昇させてしまう可能性があるのです。無酸素運動はとくに血糖値が上がりやすいので、ハードなジムワークやマラソンなどは、極力避けたほうがいいといえます。

実際に、こういう例があります。私の患者さんにフルマラソンを趣味にしている人がいるのですが、生活習慣や食事の内容など、私の指導をほぼ守ってくださっていても、なかなか血糖値が下がらないのです。その背景にマラソンがあることはいうまでもありません。

また、これは確たるエビデンスがないのではっきり断言できませんが、テニスや卓球など対戦相手がいるスポーツも血糖値には逆効果であると、個人的には考えています。相手ありきのスポーツは手を抜くことができないので、どうしてもオーバーワーク気味になってしまうからです。

食後など、血糖値が高いときに行う運動は効果的。ただし、「適度に」ということが大事。激しい運動や長時間の運動は、なるべく控えるようにしましょう。

起き抜けにアクティブな行為は厳禁！

ブースターON！11

朝の出勤前のジョギングや運動を欠かさない

目覚めのいい朝を迎え、体の調子がいいのですぐにジョギング。とても健康的な印象を受けるかもしれません。

寝不足で何度も目覚まし時計に手を伸ばしたり、目を開けたものの頭がぼーっとしていたり、前日のアルコールが残っていて二日酔い気味だったり、というのに比べ、はるかに元気はつらつとしていますからね。

しかし、じつはこの行為は要注意といわざるを得ません。

睡眠時の血糖値は基本的に、いったん下がると低い状態がキープされるのですが、目覚めが近づいてくるとホルモンの影響を受けて徐々に上昇していきます。そして、目が覚めると血糖値はさらに上がっていきます。

血糖値が高い状態で激しい運動をするのが良くないことは、前項でお伝えしたとおりです。「ジョギング程度なら」と思うかもしれません。

でも、それまで(目が覚めるまで)体は究極の安静状態にあったわけですから、いきなりのジョギングはじゅうぶん激しい運動の範疇に入ります。だから要注意なのです。

どうしても朝しか運動の時間が取れないという人は、いきなりトップスピードで走り出さず、15分程度歩くなどしてアイドリングの時間をつくるようにしてください。それだけで、いくぶんましになります。

「起きてすぐに食事」も歓迎できません。血糖値が高い状態のときに、さらに血糖値が上がる行為に走るわけですからね。

もちろん、起きてすぐに運動をして、終わったら間髪入れずに食事、という流れがいちばんダメです。

私は、朝5時に起きてすぐにジョギングをして、血糖値が250くらいまで一気に上がり、そのあと食事をすることでさらに上がってしまった患者さんの例も見てきました。

起床直後は、焦らず、ゆっくりと、体を動かすこと。そして、血糖値を下げるためには、食事のあとに運動。この順番をしっかり守りましょう。

ウォーキングでこだわるべきは数よりも質！

ブースターON！12

万歩計の歩数を稼ぐために小股で歩いている

健康志向の強い人は、たいてい万歩計もしくはその機能を搭載したスマートフォンのアプリを利用して、1日の歩数をカウントしているのではないでしょうか。1週間、あるいは1カ月のトータルの歩数から割り出した、1日の平均歩数を把握している人も多いはずです。

ここ数年で、歩数に応じてポイントがもらえる、多種多様のアプリが一気に世に登場してきました。ポイ活の一環として、それを利用している人も増えてきていると聞きます。

人々の興味がウォーキングに向けられる——これは医師としてものすごく歓迎すべきことです。健康維持の一丁目一番地が睡眠なら、その次の二番地にあたるのがバランスの取れた食事、そして三番地が歩く(運動する)ことですからね。

ただし、歩数だけにこだわっている人が多い印象を受けます。どんなに歩数が多くても、質の高い歩き方をしていなければ、効果は半減してしまいます。

歩数を稼ぐために、あえて小股でちょこちょこ歩く、というような〝姑息な手段〟を使っていないでしょうか。

あるいは、スマホをシャカシャカと振って、万歩計の歩数が増えるようにする、というような〝ズル〟をしていないでしょうか。これはまさに問題外であり、言語道断の行為です。

いま一度、胸に手を当てて、本末転倒になっていないか考えてみましょう。

歩くのは、万歩計の歩数を稼ぐためではありません。健康のために歩くのです。その頑張り度合いが、歩数という結果で示されるのです。

そこだけは、はき違えないようにお願いします。

なお、質の高い歩き方は、1%ウォーキングとして第6章のP247以降に詳しく紹介しています。後ほど、そちらをご覧になってください。

糖質の多いサラダの存在を忘れるなかれ!

ブースターON! 13 マカロニサラダを好んで食べている

サラダという料理には、「健康そう」というイメージがともないます。「サラダ=野菜」と認識されているからです。でも、それは正しいのでしょうか。

野菜が健康に寄与することは間違いないものの、種類と摂取方法が重要。血糖値上昇の観点で見ると、じゃがいもやにんじんなどの根菜類、かぼちゃやとうもろこしなどの果菜類に属す野菜には、気をつけなければなりません。意外に多く、糖質が含まれているからです。

糖質の過剰摂取をまねきやすいサラダの代表格が、おもにじゃがいもから作られるポテトサラダです。きゅうり、たまねぎ、にんじんを併せて用いるレシピがスタンダードで、きゅうりには糖質がほとんど含まれませんが、主役のじゃがいものほか、たまねぎ、にんじんにはけっこう含まれています。

まさにダブルパンチ、トリプルパンチの状態なのです。

これと同じことは、かぼちゃサラダやコーンサラダにもいえます。もちろん、体にいい栄養素も含まれていますが、その一方で、血糖値を気にする人には大敵になる糖質も摂取してしまうことになるのです。料理名に「サラダ」が入っていても、イコール健康的とはいえません。

そして、広い〝サラダ界〟のなかで屈指のくせ者といえるのが、マカロニサラダです。

料理名に「サラダ」が付きます。野菜も入っています。でも、主役はマカロニです。マカロニの原料は、じゃがいもよりもはるかに多くの糖質を含む小麦粉です。葉茎菜類《ようけいさいるい》（いわゆる葉物野菜）を中心に構成されたグリーンサラダと、同じサラダの仲間として同列に扱うのには無理があります。

サラダというネーミングには、決して惑わされないようにしてください。「サラダは健康的」と思って中身を考えずに食べ続けていると、糖尿病への道を突き進んでしまうことになります。

脱水状態だからこそダメージは甚大！

ブースターON！14

運動のあとにはたいてい スポーツドリンクを飲む

人間の体の約6割は水分で構成されています。水分は生きていくために必要不可欠です。脱水症状が続くと、死に至ります。だから、体内の水分が失われたら、すばやく補給をしなければなりません。

運動をすると、汗をかきます。当然、水分補給が必要になるわけですが、みなさんは何を飲まれていますか。スポーツドリンクの一択。そういう人もいるのではないでしょうか。とくに、学生時代に運動部に所属していた人は、その行為が体に染みついているでしょうし、なんの疑問を持ったこともないかもしれません。

水分補給にスポーツドリンクが推奨される理由は、含まれる糖分（糖質）が腸管での水分の吸収を促してくれるから。その理屈は間違っていませんが、問題なのはその糖質の量です。

市販のスポーツドリンクには、水分補給を助けるために必要な基準を、はるかに、大きく上回る大量の糖質が含まれています。私からしてみたら、完全な砂糖水です。

人間は脱水状態になると、血糖値が上昇します。体の水分が抜けきったときに糖質をたっぷり含んだ飲み物をグイグイと口に運んだらどうなるか。容易に想像できるでしょう。血糖値は急上昇し、体は悲鳴をあげることになります。水分補給はできても、健康は損なわれます。

運動のあとにスポーツドリンク。これはやめてください。水分補給を行う際は、体に悪影響を及ぼさない水や麦茶にしましょう。

これは「熱中症対策のためにスポーツドリンク」にも同じことがいえます。

要注意かつきわめて危険なのは、サウナのあとです。最近サウナ好きのあいだで、サウナ後にスポーツドリンクとエナジードリンクを割ったものを飲むことが流行っているそうですが、それは言語道断の自殺行為。健康的に長生きしたいのなら、絶対に口にしてはいけません。

「糖」の字面のイメージに惑わされないように！

ブースターON！15 甘くないお菓子を安心して食べている

糖質という文字を見て、どんな印象を抱くでしょうか。連想ゲームのように考えてみると、糖質の「糖」↓「砂糖」となり、「砂糖」↓「甘い」というふうに進んでいくのが一般的かと思います。

そしてここに、糖質を摂りすぎると血糖値が上がり、肥満や糖尿病の原因になる、という知識が加わるとどうなるか。おそらく、「糖質を過剰に摂取すると体に良くないので、甘いものを控えたほうがいい」という結論に至るはずです。

これは半分正しく、半分間違っています。

確かに、甘いものを控えれば、肥満や糖尿病を予防できますが、それだけでは完璧とはいえません。なぜなら、甘くない食品にも糖質はたくさん含まれているからです。

私が「半分間違っている」とする理由はここにあります。

とくに気をつけたいのはお菓子です。子どものころは誰もが、お菓子といえば甘いものがメインだったと思いますが、大人になるにつれて甘くないお菓子も求めるようになります。

もちろん、適量なら構わないのですが、食べすぎには要注意。砂糖が入っていなくても、しっかり太りますし、糖尿病にもなります。

例えば、ポテトチップス。これはじゃがいもが原料です。

例えば、おせんべい。これはお米が原料です。

いずれも、甘くはありません。でも、糖質を多く含みます。これ以外にも、小麦粉やとうもろこしなどを原料とする甘くない（でも糖質をたくさん含む）お菓子は世の中にあまた存在します。

よって、今まで「糖質は甘いもの」と思っていた人は、その認識を改め、「意外なものにも糖質はけっこう含まれている」ことを理解するようにしましょう。正しい知識があれば、確実に自分の身を守ることにつながりますからね。

然るべきタイミングで少量ならOK！

ブースターON！16

「3時のおやつ」は毎日欠かさない

先に結論を申し上げます。いわゆる「3時のおやつ」の是非について、絶対にこれが正しいという見解を示すことはできません。一長一短といいますか、おやつを食べることによるメリット、デメリットが両方存在するからです。よってここでは、両者の間をとった折衷案、妥協案を提示したいと思います。

まずは、食べてもいいとする理由から説明しましょう。

正午から午後1時くらいの間にランチを食べると、食後は血糖値が上がりますが、90分を過ぎたあたりから徐々に下降に転じます。ちょうど下がりきるのが午後3～4時くらい。まさに、おやつのタイミングです。

ここで甘いものを食べると、下がってきた血糖値を安定させることができます。低血糖は百害あって一利なしなので、メリットは計り知れません。これが、3時のおやつは理にかなっているといえる側面です。

何も食べなければ、脳がうまく働かず、優れたパフォーマンスを発揮できなくなるでしょう。

では、どうしてもろ手を挙げて食べることを推奨できないかというと、糖質を摂りすぎることによって血糖値を急上昇させる可能性が生じるからです。

血糖値スパイクの危険性については、これまで再三説明してきたとおり。脳にダメージを与えるだけでなく、疲労、眠気、イライラ、集中力の低下といった、まったく歓迎できない状態を引き起こします。それが睡眠不足につながり、翌日の仕事や勉強の生産性の低下をまねくことは火を見るよりも明らかです。

食べないのも良くない。食べすぎるのも良くない。であれば、両者の間を取ろうではありませんか。3時のおやつは食べるけれど、少量にとどめる。これが結論になります。

ケーキ1カットやあんパン1個は完全にアウト。チョコレートや飴玉を1～2個程度ならOK。この基準をひとつの目安にしてください。

目の前の「得」が将来の「大損」になることも！

ブースターON！ 17

「節約のため」にファストフードをよく利用する

昨今の物価高がなかなか止まりません。何を買うにも、どこを利用するにも、とにかく高くなった――そう感じている人がほとんどでしょう。

外食をする際も、メニューを見て「前は○○円で食べられたのに……」と心の中でつぶやいたこと（実際に口にしたこと）のある人も、少なくないと思います。

そんななか、「庶民の強い味方」として重宝されているのが、ファストフード店です。一時代前に比べ、メニューの価格は高くなりましたが、それでももともとが安かったこともあり、現在でも利用しやすい金額に設定されています。牛丼チェーンに立ち食いそば。忙しい人にとっては、スピーディーに食事を済ませられる点も、魅力的かもしれません。

ファストフード店が価格を抑えられている理由は多岐にわたりますが、そのひとつに食材の原価が挙げられます。三大栄養素のたんぱく質、炭水化物、脂質のうち、いちばん安く手に入れられるのが炭水化物なのです。だから、お米、パン、麺類が主体のファストフード店は、低価格でお腹いっぱいになる料理を提供することができているのです。

「安いから」「節約できるから」を理由に、ファストフード店に通い詰めていたら、体はどんどん糖質に蝕まれていきます。

大盛り無料やおかわり自由のサービスを導入しているお店で毎回それを利用していたら、事態はさらに深刻になります。いわゆる「食いだめ」はできませんし、食べすぎは体に害を与えるだけです。

ファストフード店を活用すれば、確かに目の前の出費を抑えられるかもしれません。しかし、将来的なことを考えてみてください。

糖質まみれの食生活を送ることによって糖尿病(&これに端を発する合併症)になってしまったら、莫大な医療費がかかることになります。一瞬の節約は人生を通しての節約にはならない――そう心得ておきましょう。

お酒を飲むなら焼酎やウイスキーなどの蒸留酒!

ブースターON! 18

ビールや日本酒を頻繁に飲んでいる

お酒は、飲みすぎれば当然健康被害が出てくるものの、その一方で、適量ならば血行促進、ストレス解消、リラックスなどの効果を得ることができます。だから全面的に「禁酒」を打ち出すことはしません。私も、若いころよりも頻度や量は減りましたが、たまにお酒を飲みます。

ここで気をつけていただきたいのは、頻度、量、種類です。アルコールに対する耐性は人それぞれなので、明確な数字を示すことは難しいですが、目安となるだいたいの基準ならあります。

頻度については、毎日はできるだけ避けましょう。週に最低2日程度は、休肝日を設けるようにしてください。

量については、気分が良くなるほろ酔い状態になる程度をめどに。酩酊状態になるまで飲んではいけません。

種類については、糖質を多く含まないものを中心にしましょう。具体的にいうと、焼酎やウイスキーなどの蒸留酒、糖質ゼロ（あるいは大幅カット）を標榜するお酒が該当します。ビールや日本酒など、穀物を原料とする醸造酒は糖質を多く含むため、あまりおすすめできません。

ここで勘違いしないでいただきたいのは、蒸留酒や糖質ゼロのお酒は、あくまでベターというだけであって、飲むこと自体を推奨しているわけではないということです。

糖質を含まないお酒でも、飲みすぎると肝臓に中性脂肪がつきやすくなり、それが脂肪肝につながります。

脂肪肝は血糖値を上げる原因になるので、元も子もありません。糖質をセーブしてお酒を飲む意味がなくなります。

要は、少量にして適量が重要ということです。それを守れるのであれば、お酒をやめる必要はありません。くれぐれも、お酒に「飲まれない」ように注意してください。

1％の時間と複数の皿数をつねに念頭に！

ブースターON！19

ランチを食べる際に あまり時間をかけていない

会社勤めの人のお昼休憩は、たいてい1時間だと思います。その時間内にランチを済ませている人がほとんどでしょう。

外食をするにせよ、お弁当を買いに行くにせよ、お店への行き帰りの移動に時間を取られますし、注文してから料理が提供されるまでにも時間がかかります。実際に食事に充てられる時間はごくわずか。だからパパッと食べるようにしている――これが現実かもしれません。

それは理解できますが、可能な限り、早食いを避けるようにしてください。早食いは、血糖値の急上昇に直結します。咀嚼回数を増やすと血糖値の上昇を抑えられるので、なるべくゆっくり食べるように心がけましょう。

目安となる時間は、この本で提唱している「1％メソッド」にちなんで、1食1％を推奨しています。1日は24時間＝1440分で、1％にあたるのは14分24秒です。お昼休憩が慌ただしいのは承知のうえで、ランチには最低15分くらいかけていただきたいと思っています。高血糖ならびに血糖値スパイクを回避するためには、これがいちばんなのです。

ポイントは、ラーメン、牛丼、カレーなど、単品の料理を選ばないこと。単品はその料理だけを一気にかき込むような食べ方になりがちで、どうしても早食い傾向が強まってしまいます。食べるのが遅い人でも、15分以上かかるということはないでしょう。

だから、サラダや小鉢などのもう一品（糖質の低いもの）を注文して、あえて時間がかかるようにしたほうがいいです。量を増やしても、糖質さえ余計に摂らなければ、血糖値が一気に上がることはないですし、太ることもありません。

職種や職場の環境によっては「絶対に無理」という人もいると思います。その場合は「現状より1％だけでも食事時間を長く」を目指してください。

自信家タイプはとにかく危ない！

ブースターON！20

ネット上に書かれていることを信頼して実行する

本章の最後に、糖尿病が悪化しやすい人の特徴（性格）をいくつか挙げていきます。思い当たるふしのある人は、考え方や行動パターンを見直し、改めるようにするといいでしょう。

まずは自信家タイプです。体感的に体の調子が良いと、病気が良くなっているとか、これ以上悪くなることはないとか、とかくプラス方向に考える傾向が見られます。そして、治療や指導が必要なのにもかかわらず、病院に来なくなります。ポジティブすぎる人にも、このパターンは多いです。どうしても、嫌なことを先送りするきらいがありますからね。

また、いい意味でおおらかな人、悪くいうと少々鈍感な人も、糖尿病が悪化しやすいタイプという印象があります。体のちょっとした変化に気づきにくかったり、気づいても「気のせいだろう」で済ませたり、なんとなく見て見ぬふりをしたり。その原因が血糖値スパイクにあったりすると、糖尿病の症状はどんどん悪くなっていきます。

この手のタイプの人が、病気がかなり進行してから初めて病院を訪れる、というケースに私も何度も遭遇してきました。「なぜもっと早く」と思ったことは、一度や二度ではありません。

そして何より困るのが、ネットで調べた情報をもれなく信じ、それをあたかも持論であるかのように披露する人です。糖尿病の専門医である私が「その方法はあまり効果がありません」と伝えても、「そんなはずはありません。ネットに書いてありましたから」と反論に転じるのがよくある話。どんなに説得しても、自己流の解釈をなかなか曲げてくれません。

過度に神経質になる必要はありませんが、自信を持ちすぎたり、自分の体に無頓着だったりするのは考えものです。変える努力をしていきましょう。

第5章

〝即効性バツグン〟血糖値を下げるお手軽テクニック14

知れば知るだけ効果的な対策が立てられる！

テクニック1

糖質が何にどれくらい含まれているかを把握する

高血糖・糖尿病対策でいちばん効果的なのは、糖質を過剰に摂取しないことです。それゆえに、「糖質が何にどれくらい含まれているか」を把握することが、最重要課題になります。

ごはん、麺、パンなど主食になるもの。ピザやお好み焼きなどの小麦製品。砂糖が含まれるお菓子やジュース。さつまいも、かぼちゃ、とうもろこしなど甘みのある野菜。

これらが糖質を多く含んでいることはよくご存じだと思いま

すが、漠然と「糖質が多い」ではなく、「1食あたり（あるいは100gあたり）にどれくらいの糖質が含まれているか」を大まかに把握しておくと、より効率的に血糖値をコントロールすることができます。

糖質量をメインテーマにした本はありますし、「糖質量」で検索すれば詳しいデータを載せているWEBサイトがいくつもヒットするので、そういったところから、情報を得るといいでしょう。

極めつきは、文部科学省が数年ごとに発表している「日本食品標準成分表」（※ネットで閲覧可）ですね。これを見れば、糖質だけでなく、食品に含まれるありとあらゆる成分の情報を得ることができます。

食品ごとの糖質量を調べていくと、それまで知らなかったことや意外な事実に、いくつも気づかされると思います。

例えば、体に良さそうなイメージの果物の糖質がけっこう高かったり、ケチャップやソースなどの調味料に含まれる糖質が意外に侮れなかったり、全般的に糖質の高いいも類のなかでも、こんにゃくやしらたきはじつは糖質ゼロだったり、といったことです。

そうやって、学びつつ、楽しみつつ、知識をどんどん増やしていきましょう。

徐々に軽くしていくか、回数を増やすかの調整を!

テクニック2

3食の理想的な比率は1：2：3ではなく3：2：1

朝は軽め、昼はそこそこ、夜はしっかり。

これが、平均的な日本人の一日3食の食事量のバランスだと思います。仮に一日の総量を6とすると、朝が1、昼が2、夜が3というようなイメージです。

ただこの「1：2：3」という比率の食べ方は、「2：2：2」や「2：3：1」に比べ、太りやすいというデータがあります。さらに、P224で後述するように、夕食の量はできるだけ少なくすることが望ましいといえます。

よって、もろに「1：2：3」に該当する人は、夕食を重めにするバランスの食生活から抜け出す努力をしましょう。理想的なのは、朝はしっかり、昼はそこそこ、夜は軽めの「3：2：1」の比率です。

ヨーロッパにこんなことわざがあります。

「朝は王様のように、昼は王子のように、夜は乞食のように食べろ」

まさにそのとおり。この言葉を最初に口にした人は、この食べ方が健康的な人生を送るためのベストのバランスであることを、体で理解していたのでしょう。

言わずもがな、朝食を抜き、さらには昼食までをも抜き、夕食はがーっとドカ食いする「0：0：6」は最悪です。

肥満気味の人は、一日の総量を5や4に減らし、「2：2：1」や「2：1：1」を目指すと、やせられると同時に高血糖を抑えることができます。

また、1回の食事の量を減らし、回数を増やすという方法も効果的です。一度に摂取する糖質の量を抑えることにより、血糖値スパイクの波を穏やかにする（上下動の幅を小さくする）ことが期待できます。

例えば、2回の間食を挟んで、「1：0・5：1：0・5：1」の比率にするということです。会社勤めの人は休憩時間の問題もあってなかなか難しいとは思いますが、可能な限り実践してみてください。

血糖値コントロールの観点でもいいことずくめ！

テクニック3

ランチの糖質セーブで仕事や勉強の効率を上げる

学生時代に午後の授業で眠くなった経験は、誰にでもあるでしょう。社会人になっても、眠気をこらえながら午後の仕事をこなしたことがある（いつもこなしている）という人も多いと思います。

そうなる原因は、昼食時に摂った糖質にあります。糖尿病患者か否か、運動の有無などによって差は出てきますが、一般的に食事によって上がった血糖値は、食後90分くらいから下がり始めます。このときに、眠気をもよおすのです。

だから、午後のパフォーマンスを上げたい人は、ごはんや麺類をなるべく控え、肉や魚、野菜、大豆製品などでお腹を満たすようにしましょう。

もちろん、毎日それをやっていたらかえってストレスを生む要因になりかねないので、集中力を高めたい「ここいちばん」の際に実践してみてください。

これで血糖値ダウン！
ランチはできるだけ低糖質で

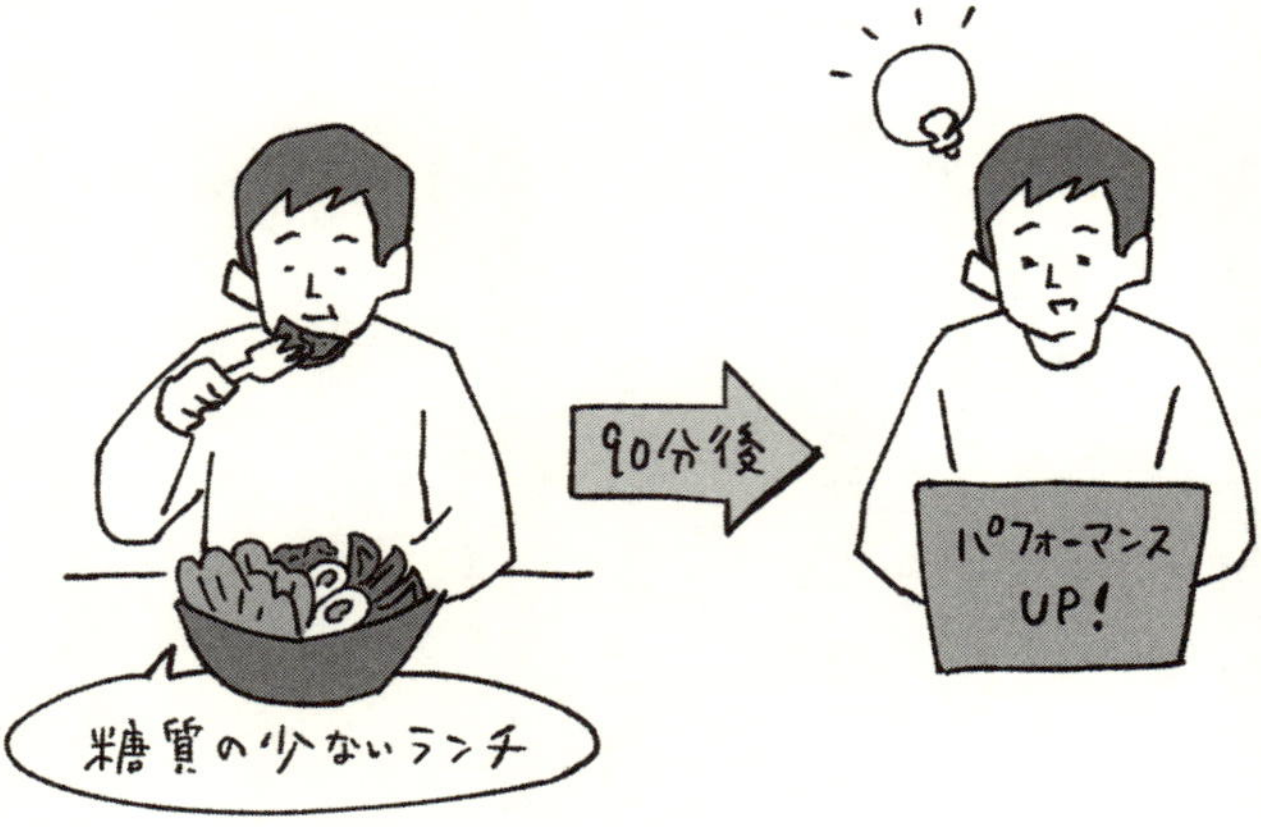
糖質の少ないランチ
90分後
パフォーマンスUP！

就寝中の血糖値スパイクを起こさないために周到な準備を!

テクニック4

炭水化物控えめの夕食を20時までに済ませる

就寝中の血糖値の状態が非常に大切であることは、すでに述べたとおりです。寝ている間に自分の意思で血糖値を安定させることはできませんが、血糖値スパイクの波を緩やかにするための準備をすることならできます。

効果的なのは、夕食の時間、質、量をコントロールすることです。

就寝前の食事はご法度。炭水化物をお腹いっぱい食べるのもいただけません。どれも、就寝中の血糖値スパイクを誘発する要因になります。

23時台、0時台に就寝する人は、遅くとも20時までには夕食を済ませるようにしましょう。炭水化物は控えめ、量は少なめがベター。食後に運動をすれば、さらに血糖値は安定します。

この〝下準備〟がのちに大きなリターンをもたらしてくれるのです。

食欲&血糖ブースターを勢いづかせるマイナスの行為!

テクニック5 食事の前に運動はしない

健康長寿に運動は不可欠です。血糖値を下げる効果もあります。

ただし、運動をするならいつでもいいというわけではありません。起床直後がNGということは先ほどお伝えしましたが、それ以外にも推奨できないタイミングがあります。

それは、食事の前です。食事前は血糖値が下がっているケースが多く、そこで運動をするとさらに数値が下がることになります。すると、ちょうど食事のタイミングで血糖ブースターがオンになって（糖新生が起こって）しまうのです。これが、食後血糖値の上昇をよりいっそう加速させます。

それに、運動をするとお腹がすいて食欲が増し、食べすぎにつながりますよね。

あくまで、運動をするベストのタイミングは食後。それを決してお忘れなく。

血糖値の上昇を抑える酢酸の驚くべきパワー！

テクニック6　食事の前にリンゴ酢を飲む

食前の運動は歓迎できませんが、逆にやっておいたほうがいいことがあります。

それは、リンゴ酢を飲むことです。リンゴ酢に含まれる酢酸が、糖質の分解と吸収を緩やかにする働きをし、血糖値の上昇を抑える効果があることが、多くの研究によって明らかになっています。

また、定期的にリンゴ酢を摂取することによって、インスリン抵抗性が改善する可能性があることも指摘されています。

欧米では、「食前にリンゴ酢」が一般的にけっこう浸透している印象です。

リンゴ酢は、市販のもので問題なく、どのメーカーのものでも構いませんし、ガブガブ飲む必要もありません。1回につき大さじ1杯（15㎖）程度でOK。継続すれば、徐々に効果を実感できるようになるでしょう。

これで血糖値ダウン！
食前にリンゴ酢を飲む

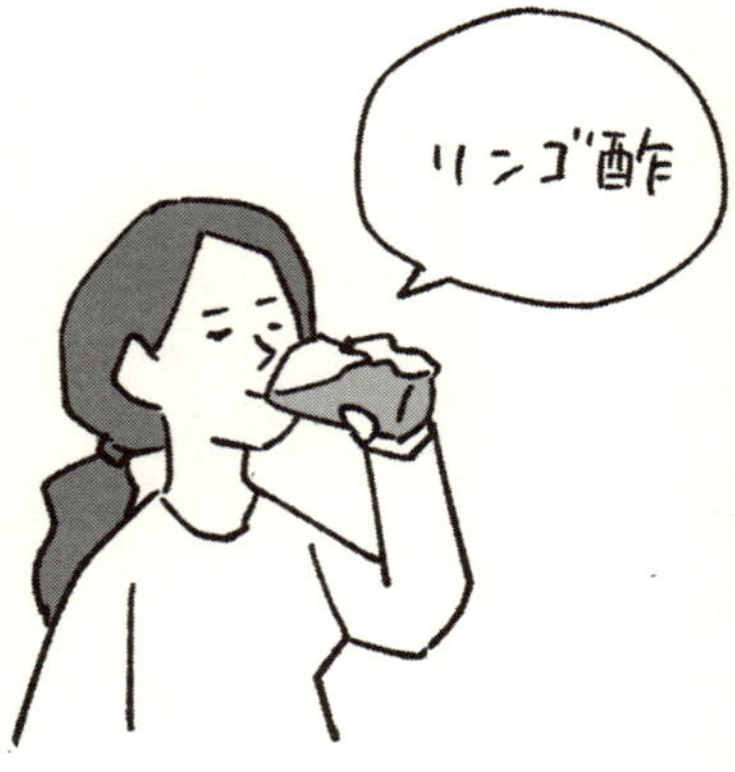

食欲増進ホルモンの分泌を抑える秘策！

テクニック7

食事の前に炭酸水を飲む

食事の前に飲むことが推奨されるのは、リンゴ酢だけではありません。私は炭酸水も有効と考えています。炭酸水が糖質に直接影響を及ぼすのではなく、空腹感を減らして食事の量を抑えることにつながるという、副次的な効果が見込めるからです。

そしてもう一点、この「食前に炭酸水を飲む」という行為は、食欲に関係するホルモンの働きに影響している可能性もあります。

血糖値を上げたり下げたりするホルモンがあるように、食欲を増進したり抑制したりするホルモンも存在します。代表的なものを挙げると、食欲を増すのがグレリン、食欲を抑えるのがレプチン。両者のつり合いがとれていること重要で、バランスが大きく崩れると摂食障害をまねくこともあります。

脂肪細胞から分泌されるレプチンは、外部から働きかけて分泌量をコントロールすることはできません。なかには、レプチンがほとんど分泌されない人もいます。だから、レプチンの量を意図的に増やして食欲を抑えることは、きわめて難しいです。

しかし一方で、胃から分泌されるグレリンは、外部からの働きかけによって、分泌量を調整できるとされています。胃が「お腹

これで血糖値ダウン！
食前に炭酸水を飲む

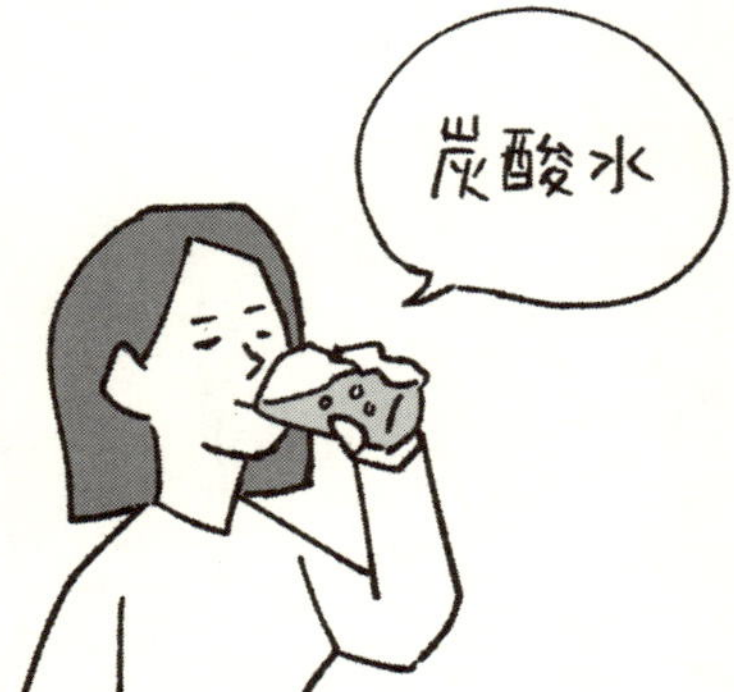

にものが入っているな」と感じると、グレリンの分泌をセーブすると考えられているのです。

当然、グレリンの分泌が減れば、食欲は抑えられます。

そこで登場するのが炭酸水です。お腹をすかせている食事の前に飲むことで、胃をごまかし（騙し）、分泌させるグレリンの量を減らすことを目指します。通常の水よりも炭酸水のほうが満腹感を得られることは、みなさんも実感していることでしょう。こちらもリンゴ酢同様、たくさん飲む必要はありません。コップ1杯でじゅうぶんです。

ペットボトル1本のコーラに含まれる驚愕の糖質量！

テクニック8

飲み物は水かノンカフェインのお茶を主体に

「炭水化物を控えめにしているから、多少甘いものを飲んでも問題ないよね」

世の中、そんなに甘くはありません。ジュース類には、かなりの糖質が含まれています。

例えば、500㎖のコーラの場合は約57gです。これは、角砂糖14～15個分、ラーメン1杯分に相当します。どんなに炭水化物をセーブしていても、その努力や我慢が水泡に帰してしまうのです。

カフェインが血糖ブースターをオンにする引き金になることは既述のとおり。甘くないからといって、コーヒーやお茶を頻繁に飲むのもいただけません。

ベストは水。これが唯一無二の正解です。コーヒーやお茶を飲む場合は、ノンカフェインのものにしましょう。お酒を飲む場合は、醸造酒よりも蒸留酒。これが定石中の定石です。

強制的に量を制限&咀嚼を増やして糖質を抑える裏ワザ！

テクニック9 子ども用のお茶碗を使う

日本人の多くは「食事は残さない」を美徳と考えています。事実、仮にお腹いっぱいになっても、提供された料理、盛られたごはんをすべて食べるようにしている人は多いでしょう。

それは絶対にやめてください。糖質の過剰摂取を促すだけです。

そこで提案したいのが、子ども用のお茶碗を使うこと。そうすれば、おのずと盛られるごはんの量は少なくなります。完食しても、大人用のお茶碗の半分くらいの量にとどめられるはずです。

加えて、よく噛んで咀嚼回数を増やすことを心がけましょう。満腹中枢を刺激すると、物足りなさが軽減されます。せっかく子ども用のお茶碗を使っても、おかわりをしてしまったら元の木阿弥なので、1杯で済ませることが鉄則です。

食事の時間と順番を工夫して血糖値をコントロール！

テクニック10 スローフードとカーボラストを徹底する

前項で推奨した「咀嚼回数を増やす」の延長線上のような話になりますが、食事の時間はできるだけ長く、ゆっくりとるようにしてください。俗にいう「スローフード」を意識しましょうということです。

同じ内容の食事でも、時間をかけたほうが少ない量で満腹感を得ることができます。食べすぎを防ぐためには、スローフードが最適なのです。

P210でランチに15分以上かけることをおすすめしましたが、時間に余裕があるとき、例えばご自宅での夕食などでは、もっともっと時間をかけましょう。食べる順番も大事で、まずはたんぱく質を含むおかずや野菜、汁物や副菜、そして最後に主食（＝カーボラスト）を徹底してください。同じ食事内容でも、食べる順番を工夫するだけで食後血糖値の上昇を抑えることができます。

たくさん飲んでも得られる効果はごくわずか!

テクニック11 トクホのドリンクやサプリに頼らない

「食後血糖値の上昇を緩やかにする効果がある」を謳うドリンクやサプリメントを、今はそこかしこに見ることができます。

特定保健用食品、いわゆる「トクホ」です。高血糖対策として、これらに頼っている人は多いのではないでしょうか。

確かに、トクホにはその効果が認められています。私も否定的な立場をとってはいません。

しかし、積極的に推奨していないことも事実。なぜなら、得られる効果はわずかで、血糖値の上昇を劇的に抑えてくれることはないからです。

加えて、糖質を摂取する前もしくは同時に飲むことによって効果が得られるので、食事以外のタイミングで飲んでも意味がありません。トクホに頼るよりも、食事の内容を見直すほうがはるかに効果的。それを忘れないようにしましょう。

健康長寿へのいちばんの近道は歩くこと!

テクニック12 外出が必要な用事をあえてつくる

まず、食後に運動をするくせをつけましょう。少しずつで構いません。できる範囲で結構です。このあと第6章で紹介する1%メソッドのそれぞれの運動を、コツコツとこなしてください。毎食後、15分以内に1回5分。これを続ければ、血糖値は着実に下がっていきます。

それとは別に、なるべく外出することを心がけてください。外出すれば、おのずと歩くことになります。目的地がよほどの近距離でない限り、すぐに5分、10分には達するでしょう。

とくに目的地を設定せずに、ご自宅の周辺をぷらぷらと散歩するということでもOKです。

外出は、食後にこだわる必要はありません。いちばんの目的は、筋肉をつけるためです。普段から歩く習慣が身についていれば、食後血糖値の上昇を抑えることに直結しなくても、平常時の血糖値を下げることにつながります。

とくに、筋肉が不足している細身の女性は、できるだけ歩く量を増やしてほしいです。見た目はやせていても、じつは糖尿病のリスクが高い人が多いということは、すでに説明したとおり。筋肉をつけないとダメなのです。

外出する用事がない場合は、あえてつくってしまいましょう。買い物でもいいですし、ご友人に会いに行くというのもありですね。

またコロナ禍以降、在宅ワークが中心になり、現在は出社しても在宅でもどちらでもいいという勤務形態の人がいると思います。その場合、出社する回数を今よりも増やすことを推奨します。自動的に、歩く機会が増えますからね。

「移動するのが面倒」という理由で在宅ワークを選択しているみなさん。健康のことを考えるのであれば、出社するほうがベターです。

もちろん、会社との行き帰りに相当する量のウォーキングを日ごろから取り入れているのであれば、在宅ワークでもまったく問題ありません。

テクニック13　就寝前に食事をとらない

「お腹がすく前に寝る」が安眠を誘うセオリー！

夕食は必ず就寝の3～4時間前までには済ませましょう。食後に運動をして血糖値の上昇を抑え、血糖値がある程度下がったタイミングでお布団に入るのが理想的な流れです。

夕食から就寝までの時間が短くなると、睡眠中に血糖値スパイクを起こしやすくなります。就寝直前にしっかりした量の夕食をとるのはNG。ドカ食い、早食いなどもってのほかです。

夜食、晩酌、寝酒も安眠を妨げる要因になります。夜ふかしをすると夕食から時間がたって小腹がすきやすくなるので、早めの就寝を心がけてください。

寝不足は、ストレスや自律神経の乱れを生み、血糖値を上げるホルモンのアドレナリンの分泌を促します。いいことはひとつもありません。

深部体温をコントロールして眠気を引きだす！

テクニック14 就寝の1～2時間前に入浴する

寝不足や睡眠障害を回避する方法はほかにもあります。お風呂に入るタイミングを工夫すると、良質な睡眠を得ることができます。入浴の目安は就寝から逆算して1～2時間ほど前。40度くらいのぬるめのお湯に15分程度つかりましょう。

そうすることによって、深部体温（脳や臓器など体の内部の体温）が上がります。上昇した深部体温は、お風呂からあがったあと、1～2時間かけて徐々に下がっていきます。

すると、副交感神経が優位になって、ほどよい眠気が訪れるのです。それに合わせて布団に入り、部屋を暗くして目をつぶれば、すっと寝入ることができるでしょう。

そうすれば当然、血糖値スパイクは起こりにくくなります。しっかり眠れば血糖値が安定し、翌日のパフォーマンスがアップするので一石二鳥です。

これで血糖値ダウン！
就寝前の入浴で安眠をいざなう

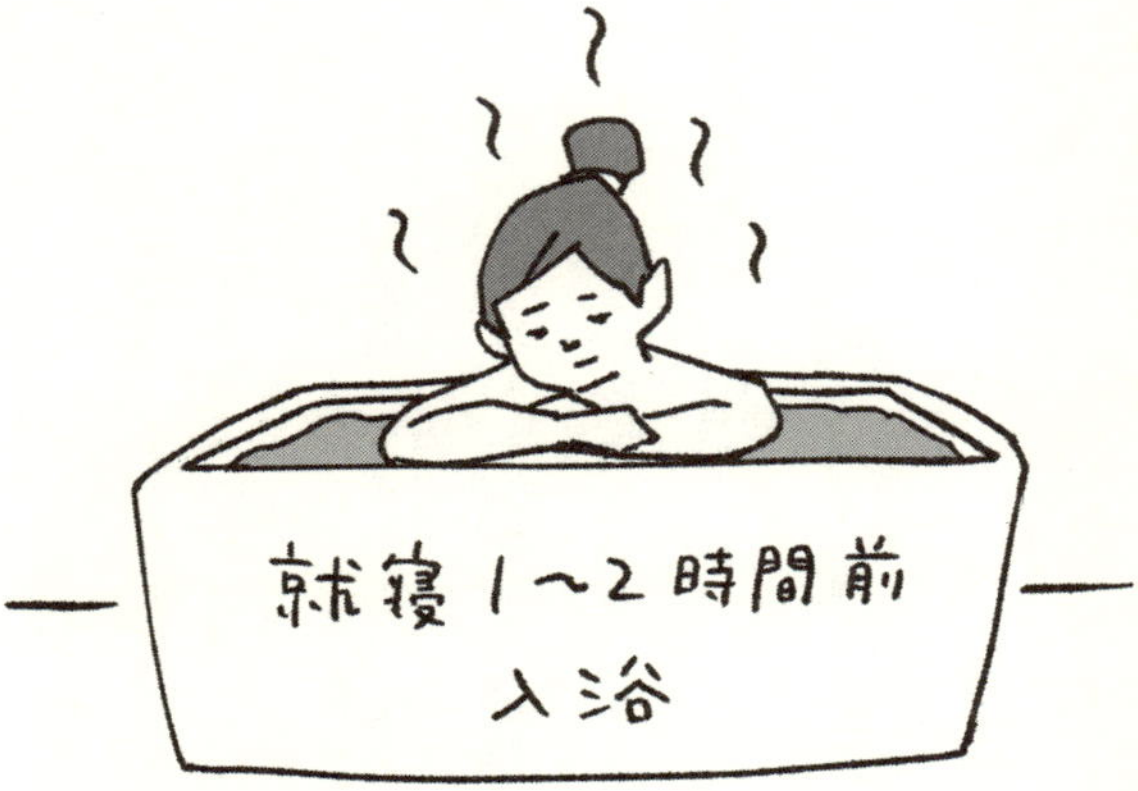

第6章

「自宅でカンタンにできる」1％ストレッチ＋α

「1％ストレッチ」は器具もスペースも不要

私が提唱する1％メソッドは、イコール「この本丸々一冊の内容」になるのですが、そのなかですぐに実践可能で、なおかつ確かな効果を期待できるのが、「1％ストレッチ」です。

年齢や性別を問わず、誰でも簡単に取り組むことができ、毎食後5分間、1日トータル15分間ほど行えばOK。それだけで、血糖値の上昇を抑えられます。

詳しいやり方は後ほどイラストを交えて説明しますが、立った状態（あるいは椅子に座った状態）で、両腕を斜め上に伸ばしては戻す、という動きをくり返すだけの運動なので、別名「バンザイストレッチ」ともいいます。

この1％ストレッチを継続して行うと、背中の筋肉のなかでもとくに大きな広背筋を鍛えることができます。

そして体の筋肉が鍛えられると、食後の血糖値の上昇が緩やかになります。

「筋肉を鍛える」と聞くと、ジムに行ってマシンを使った筋トレをイメージする人は多いと思いますが、そこまでハードにやらなくても効果はじゅうぶんに得られます。

とくに、普段まったく運動をしていない人にとっては、その後の人生を変える運命の第一歩になるかもしれません。

器具は要らないし、スペースも取らない。1％ストレッチは、誰でも、どこでも、すぐに実践することができます。

まずはここからスタートしてみましょう。

決して無理をする必要はありません。

「これまでよりも1%だけ頑張ってみる」

この気持ちが大切です。

「食後15分」が将来を分かつ運命の時間

最も効果的なのは、朝昼晩の3食後、15分以内に行うことです。

血糖値は通常、食後30分~1時間に一気に上がっていくものなので、その前に軽く運動をしておくと、急上昇を抑えられます。

1%ストレッチが、高血糖ならびに血糖値の乱高下を食い止めてくれるのです。

これには、ちゃんとしたエビデンスがあります。

対象がストレッチではなくウォーキングになりますが、運動と血糖値の関係を調べた研究で、食後15分のウォーキングを2カ月間続けると、空腹時血糖値が平均20、血液中の糖分の状態を評価する指標のヘモグロビンA1cの数値が平均1％下がることが明らかになりました。

1％ストレッチでまったく同じ効果が得られるとはいえませんが、食後に運動をして血糖値の上昇を抑えられることは間違いありません。

実際に、食後に運動をすることによって糖尿病が大幅に改善した私の患者さんは、大勢います。

1％ストレッチの1回あたりの目安は5分。これを1日3回、計15分間行いましょう。

これは、1日の1％の時間＝約15分にしっかり合致します。

最初は、1日5分を3セットでもハードルが高いかもしれません。その場合は、

1セットを1～2分にするとか、1日3セットではなく1セットにするとか、無理のない範囲で調整しましょう。

これが、長続きをさせるコツです。

体や生活リズムが慣れてきて、まったく負担に感じなくなったら、徐々に長さや回数を増やしていくようにしてください。

注意していただきたいのは、くれぐれも食前にはやらないことです。「ごはんを食べた直後に運動をすると、脇腹が痛くなるから」と、食後の運動を敬遠する人もいますが、それはランニングなど負荷の大きな運動をする際の話。1％ストレッチのような軽めの運動なら、脇腹は痛くなりません。

食前に運動をすると、エネルギーを消費したことによってお腹がすいて食欲が増加し、食べすぎてしまう（糖質を摂りすぎてしまう）危険性があります。

血糖ブースターをオンにするきっかけになることも、すでに述べたとおりです。
血糖値のことを考えると、食前の運動はむしろ逆効果といえるでしょう。

「1％ストレッチ」を強力に支える3つのプチ運動

1％メソッドを構成する簡単な運動は、1％ストレッチだけではありません。少しだけ難易度が高く、負荷のかかりやすいものや、広背筋以外の筋肉を鍛えられるものも存在します。

1％ストレッチだけでは物足りなくなったり飽きてきたりしたら、あるいは運動のバリエーションを増やしたくなったら、その他の運動にもぜひトライしてみましょう。

まずは、「1％ウォーキング」です。

その名が示すとおり、歩く運動なのですが、つねに意識しておきたいポイントがあります。

小股で素早く歩くのではなく、大股でゆっくり、地面を踏みしめるように歩くということです。

小股で素早く歩いても一定の効果は得られますが、①大腿筋にあまり負荷がかからない、②ちょっとした段差でつまずいて転ぶリスクがある、③ほかの歩行者とぶつかりそうになることがある、④192ページで触れたように万歩計の歩数稼ぎを主目的にする人が出かねない、といった理由から、この本では「大股でゆっくり」を推奨することにしました。

そうすることによって、大腿筋を効果的に鍛えることができます。

通常の歩幅の1・5倍くらいで、下半身に意識を集中させて歩きましょう。

スピードは不要ですし、歩数を稼ぐことが目的ではありません。だから、屋外ではなく室内で実践することも可能です。

ご自宅の廊下を行ったり来たりしたり、広めの部屋の中を回ってみたりすることでも、立派な1%ウォーキングになります。これなら、雨の日でも問題なく取り組めるので、続けやすいのではないでしょうか。

食後に行う際の目安は5分間。

もちろん、屋外を歩いたり、ウォーキングマシンを使ったりしてもOKです。

続いては、「1%スクワット」です。

こちらも1%ウォーキング同様、「ゆっくり行う」を意識することが大前提になります。

具体的には、5秒かけて腰を落としていき、太ももと床が平行になったら、その体勢を2秒間キープしましょう。そして、また5秒かけてゆっくりと立ち上がります。この一連の動きが、大腿筋をしっかり鍛えてくれます。

1セット約15秒をインターバルを挟みながら5分ほどくり返してください。

そうすると、毎食後に推奨される運動時間を満たすことになります。

自重で1%スクワットをするのがきつい人は、椅子につかまるなどして、負荷を軽減しても構いません。

最後は、「1%踏み台昇降」です。

こちらは1%ウォーキングとは異なり小股が基本になりますが、上下の動きが加わることによって、大腿筋に大きな負荷がかかります。

5分間、休みなく続けることは相当ハードなので、一定のリズムで台に上ったり下りたりしてください。

適度にインターバルを挟んで、トータルで5分間になるように行いましょう。

もちろん、きつくなってきたら、その時点でやめても問題ありませんし、台には上らずにその場で足踏みをすることに切り替えてもOKです。

1％踏み台昇降を行うための台があればばっちりですが、ない場合はご自宅内にある段差をうまく利用しましょう。

例えば、一戸建てにお住まいなら2階に上がる階段の1段目、マンションなどの集合住宅にお住まいなら室内とベランダの境目の段差、というあんばいです。

電話帳や雑誌を重ねるなどして自作の台を作るのはやめましょう。安定感を保てる保証がないので、転倒などのアクシデントにつながりかねません。

それでは、ここからはイラストを交え、「1％ストレッチ」「1％ウォーキング」「1％スクワット」「1％踏み台昇降」のやり方を、わかりやすく紹介していきます。

1％ストレッチの手順

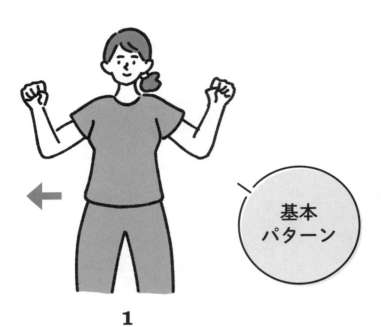

1

足を肩幅に開いて立ち、背筋を伸ばします。手を軽く握った状態で両腕を曲げ、顔の真横に置きます。

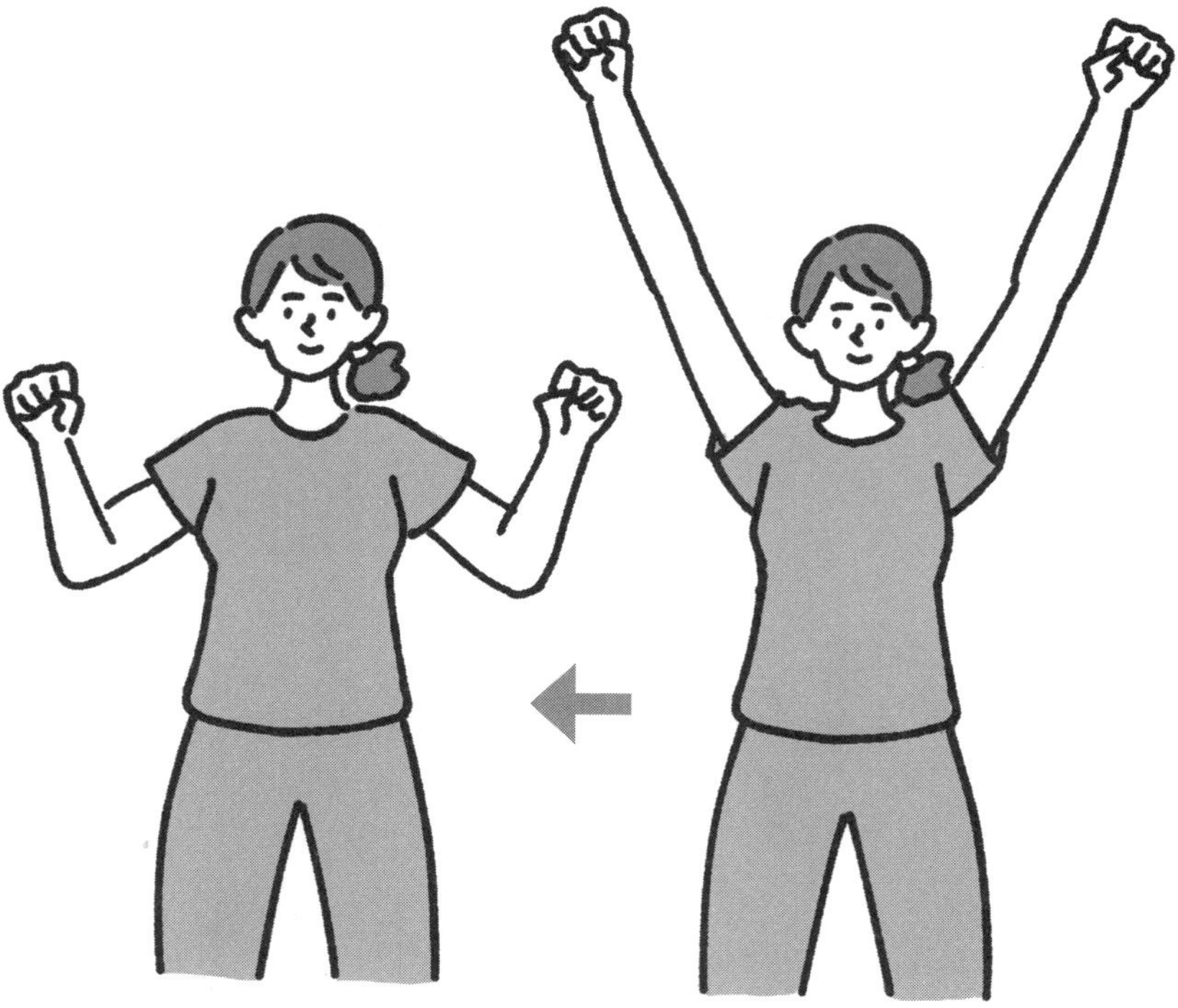

2

両腕を斜め上に伸ばし、バンザイのポーズをつくります。1つの動作を1秒ほどかけてゆっくり行ってください。

3

肩甲骨を背骨側に引き寄せるイメージで両腕をゆっくりと下ろし、元の姿勢に戻します。この一連の動きを5分ほどくり返してください。疲れたら休みながらでもOKです。

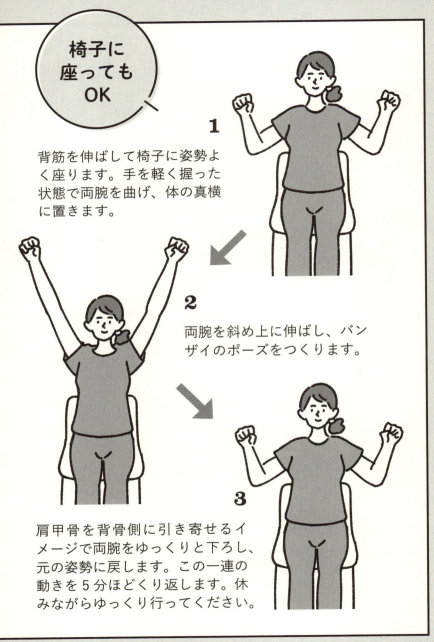

椅子に座ってもOK

1

背筋を伸ばして椅子に姿勢よく座ります。手を軽く握った状態で両腕を曲げ、体の真横に置きます。

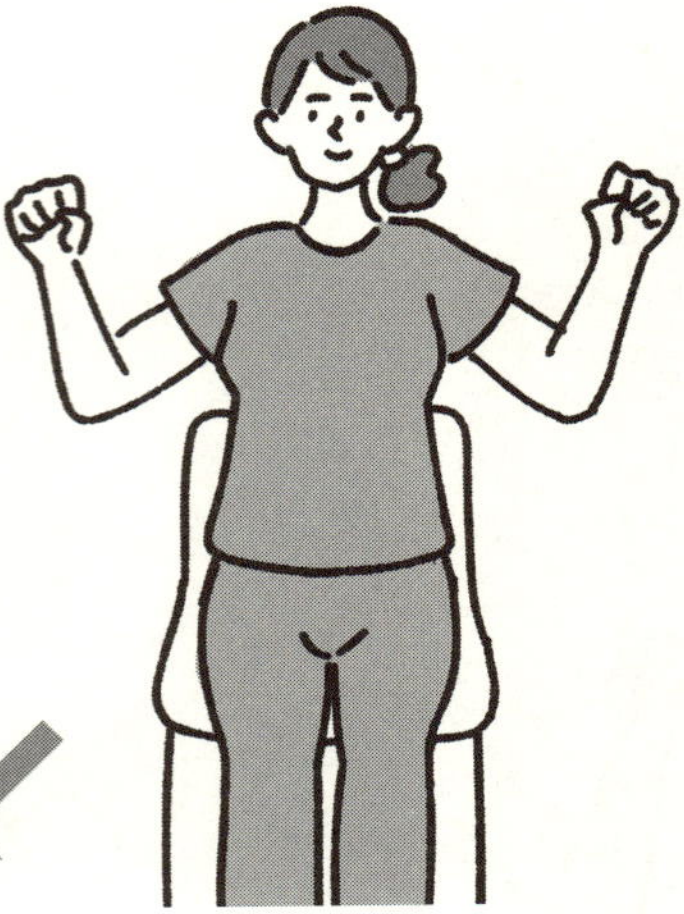

2

両腕を斜め上に伸ばし、バンザイのポーズをつくります。

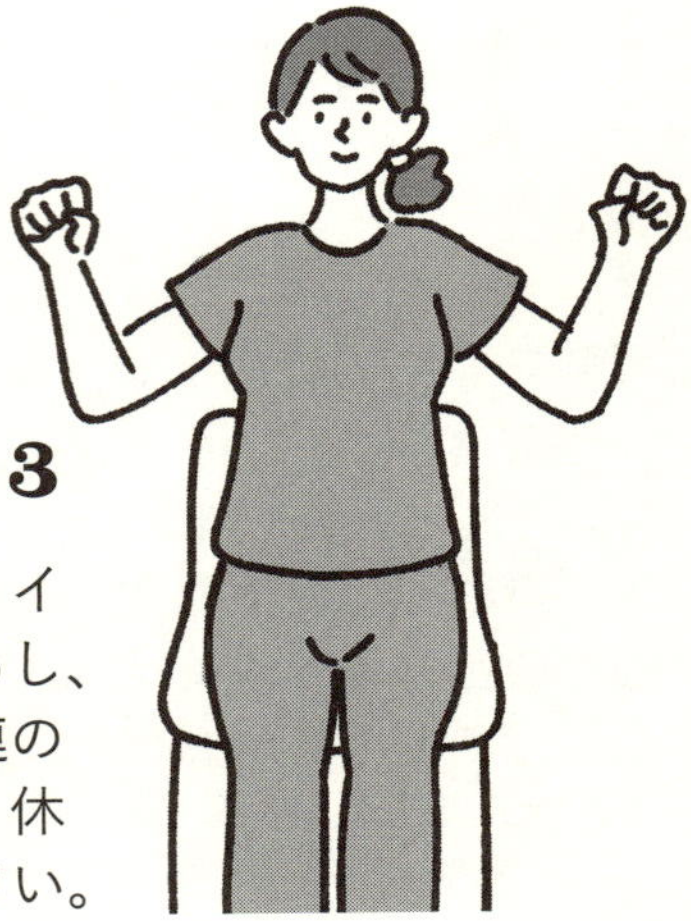

3

肩甲骨を背骨側に引き寄せるイメージで両腕をゆっくりと下ろし、元の姿勢に戻します。この一連の動きを5分ほどくり返します。休みながらゆっくり行ってください。

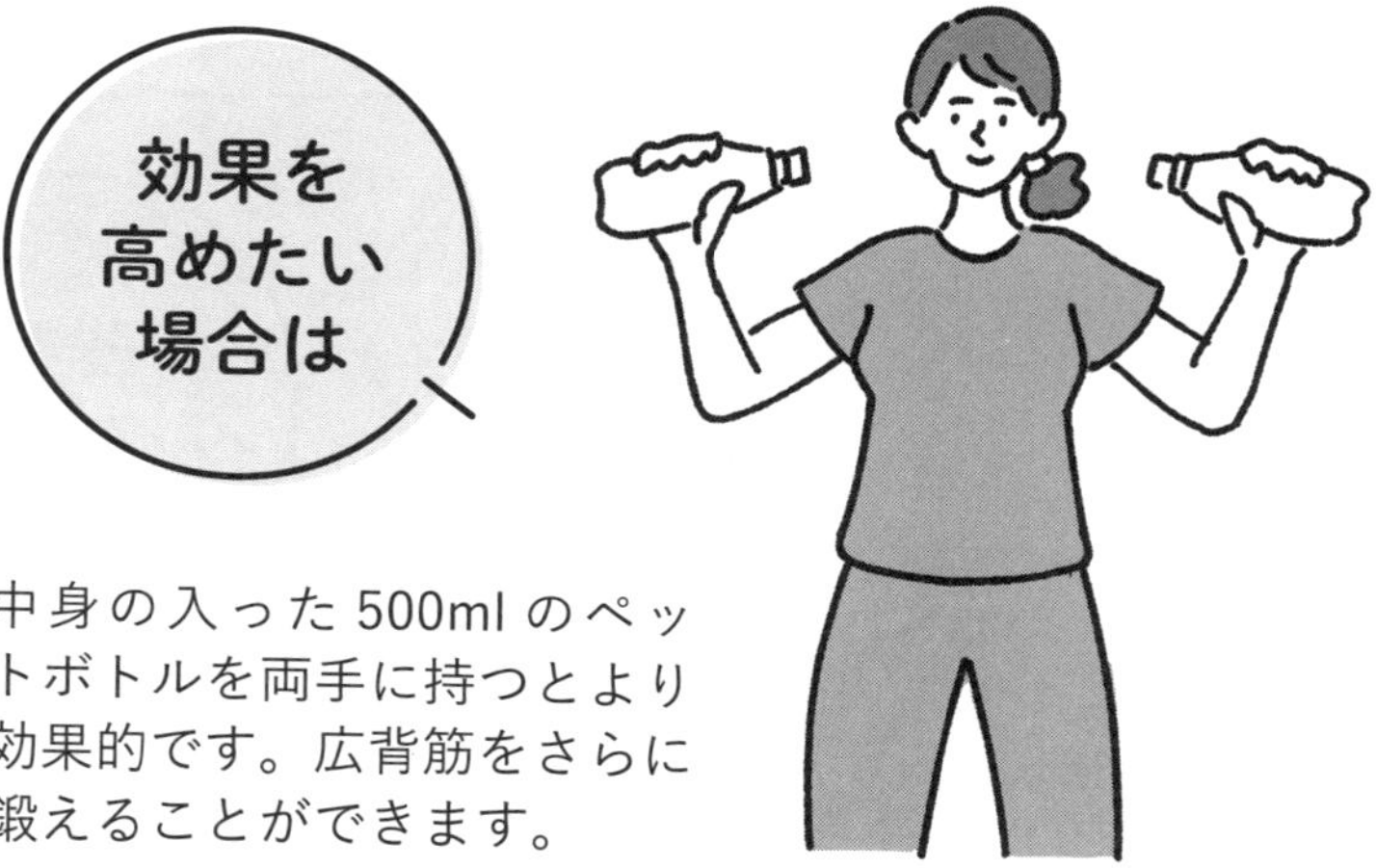

中身の入った500ml のペットボトルを両手に持つとより効果的です。広背筋をさらに鍛えることができます。

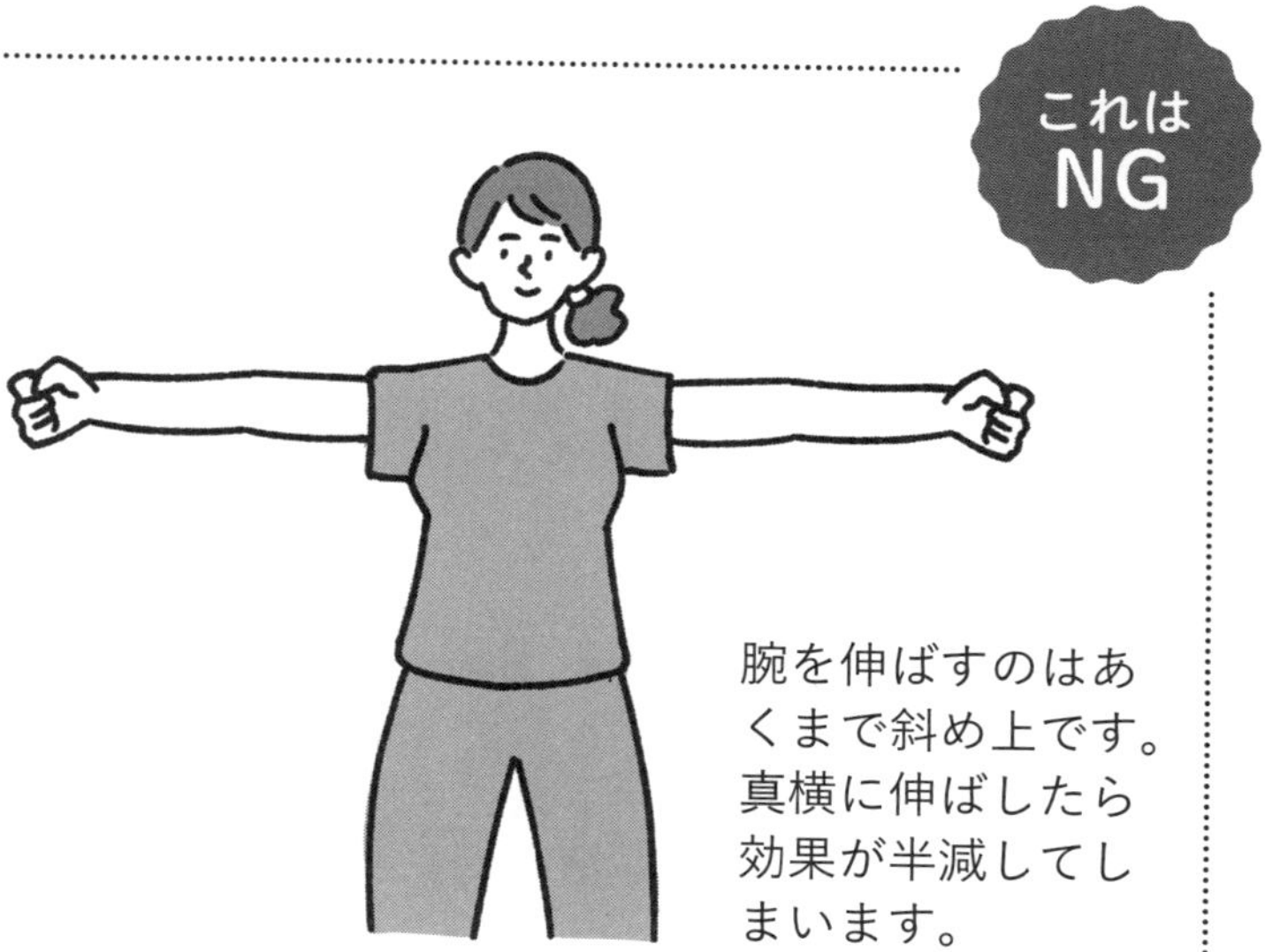

腕を伸ばすのはあくまで斜め上です。真横に伸ばしたら効果が半減してしまいます。

1%ウォーキングの手順

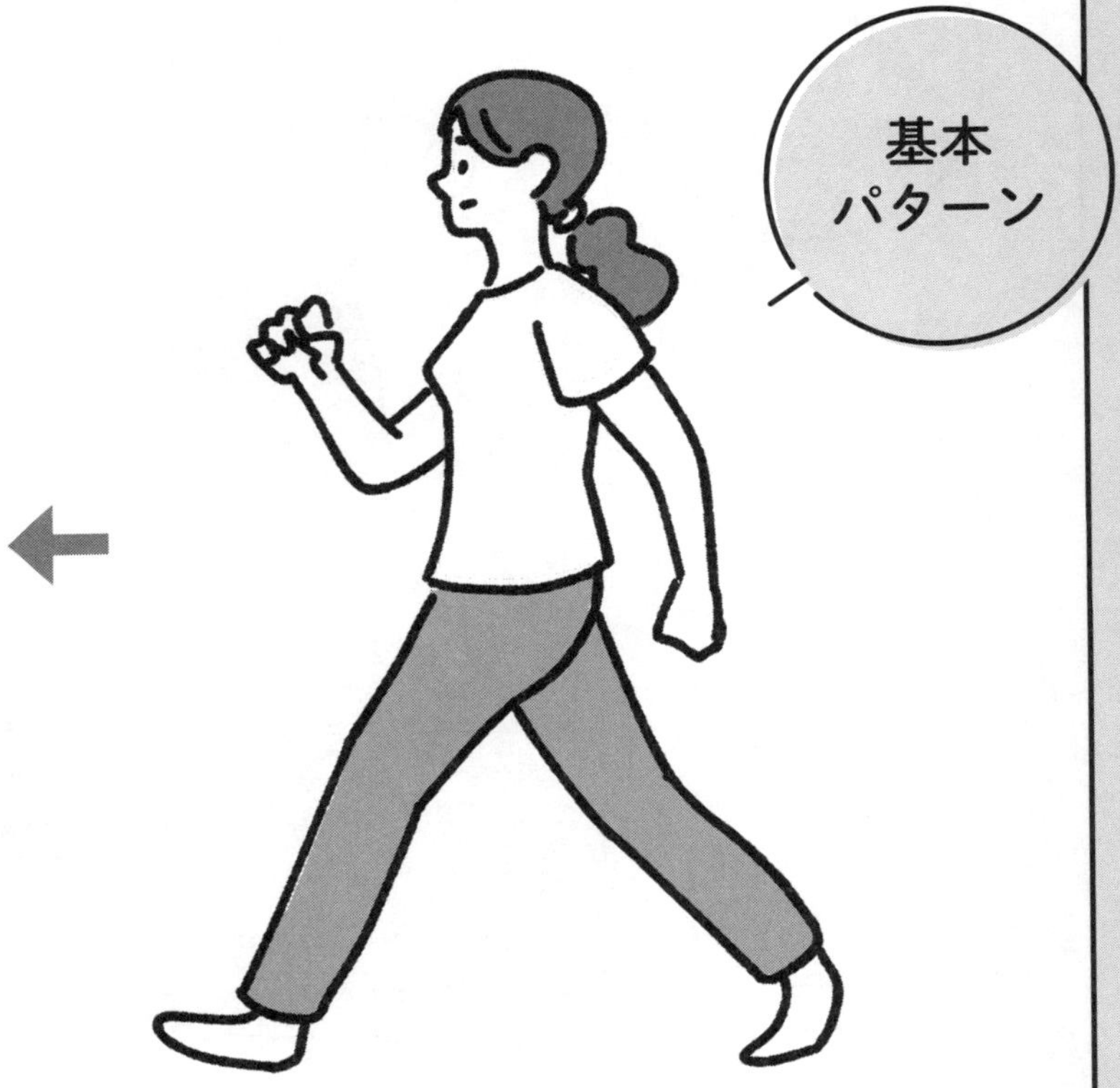

1

大股でゆっくり歩きます。背筋を伸ばし、お腹を引き締め、あごを引き、まっすぐに前を見て歩くのが理想的なフォームです。肩の力を抜いて、リズミカルに腕を振ります。

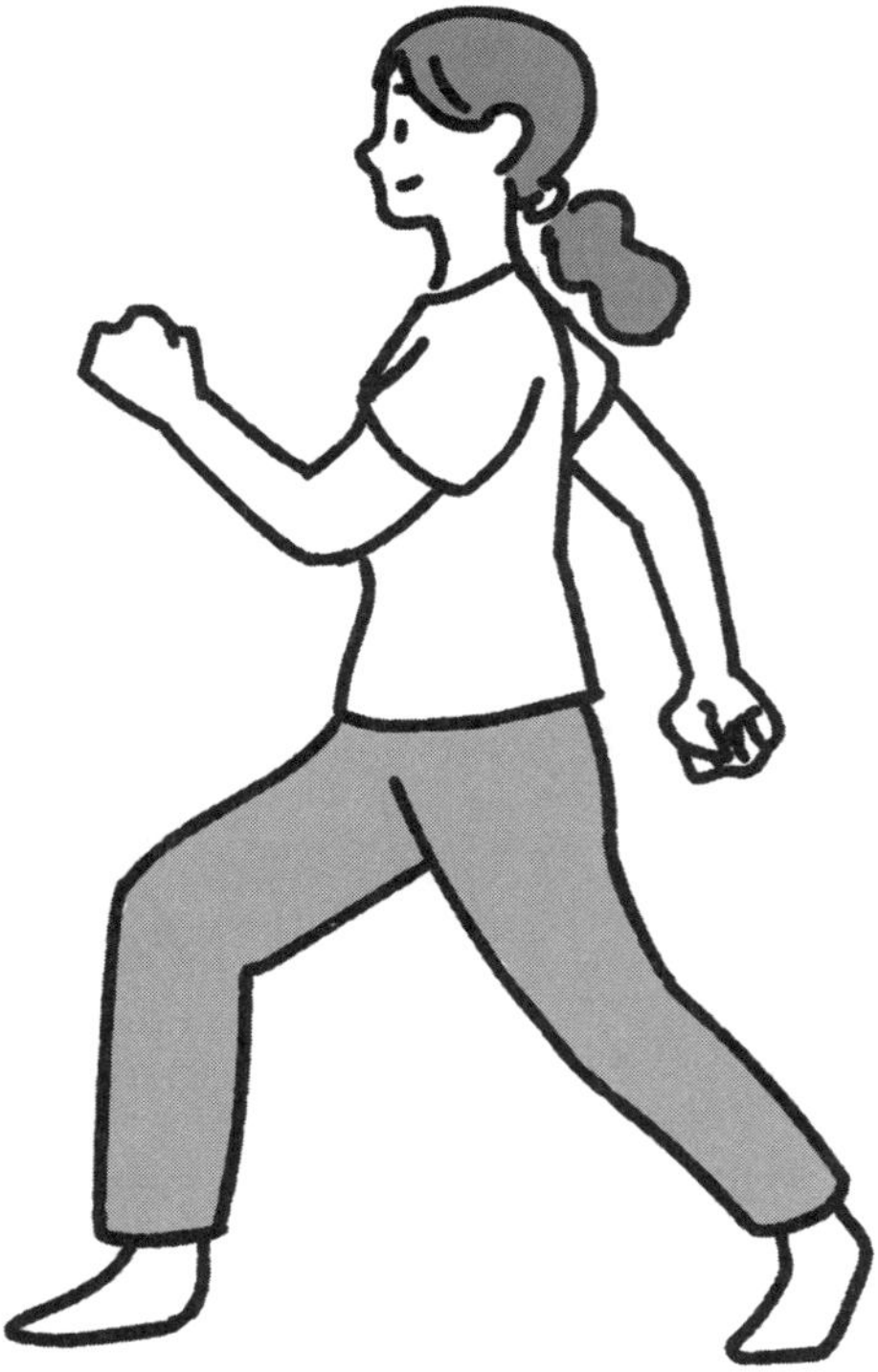

2

足を着地させる際は、床や地面を踏みしめるようなイメージで、少し腰を落とします。この歩き方を５分間続けます。

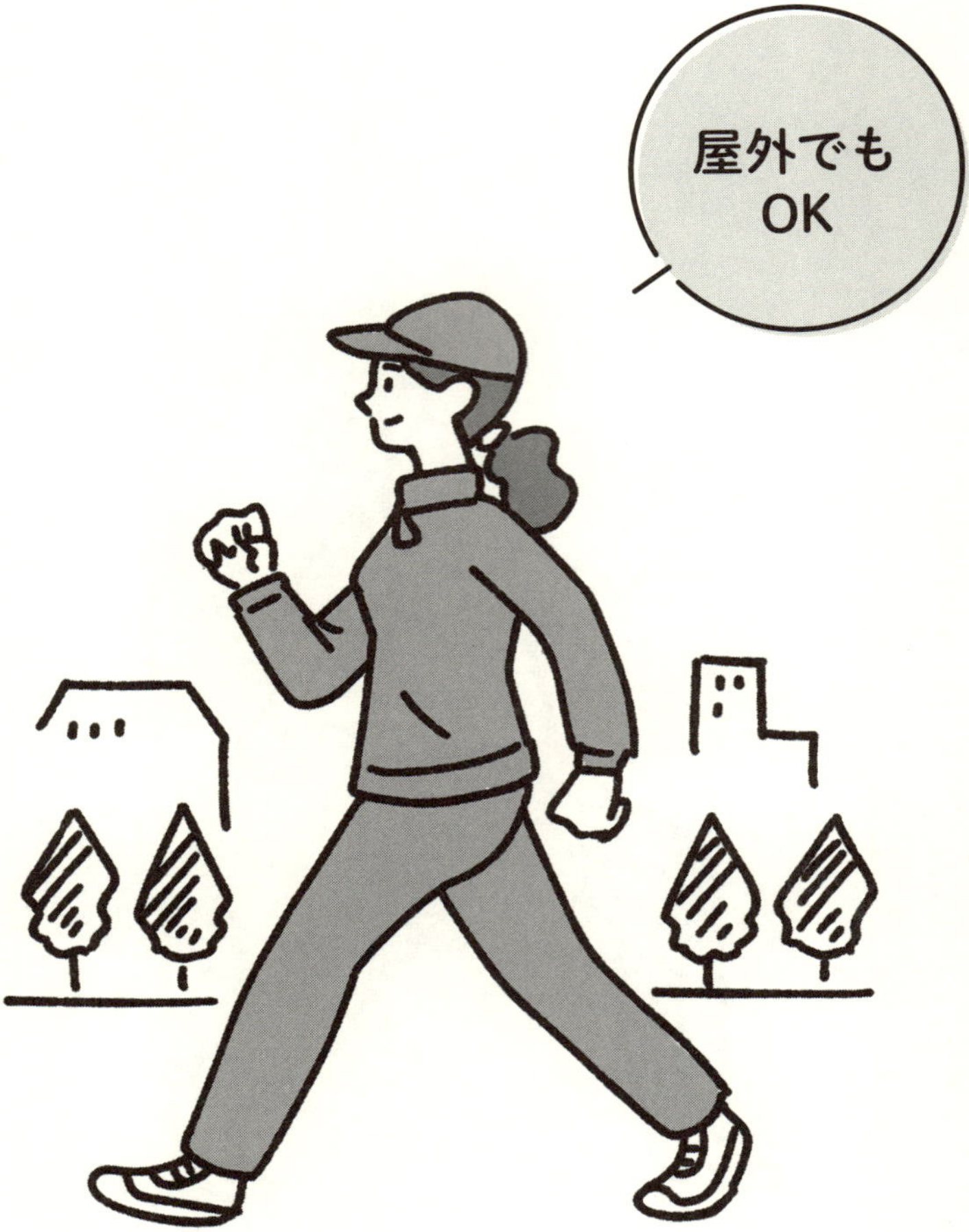

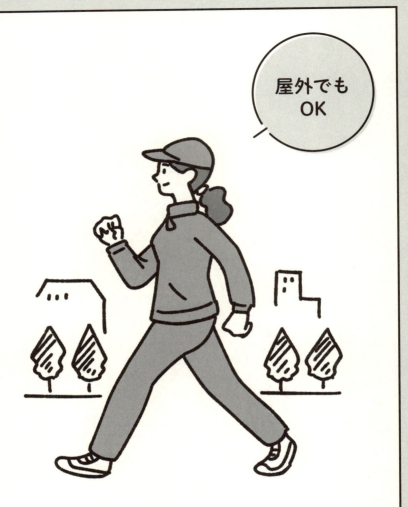

天気の良い日には散歩もかねて。

マシンを使ってもOK

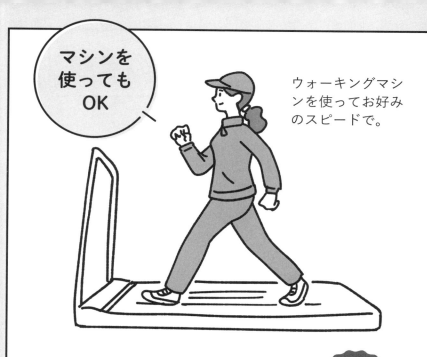

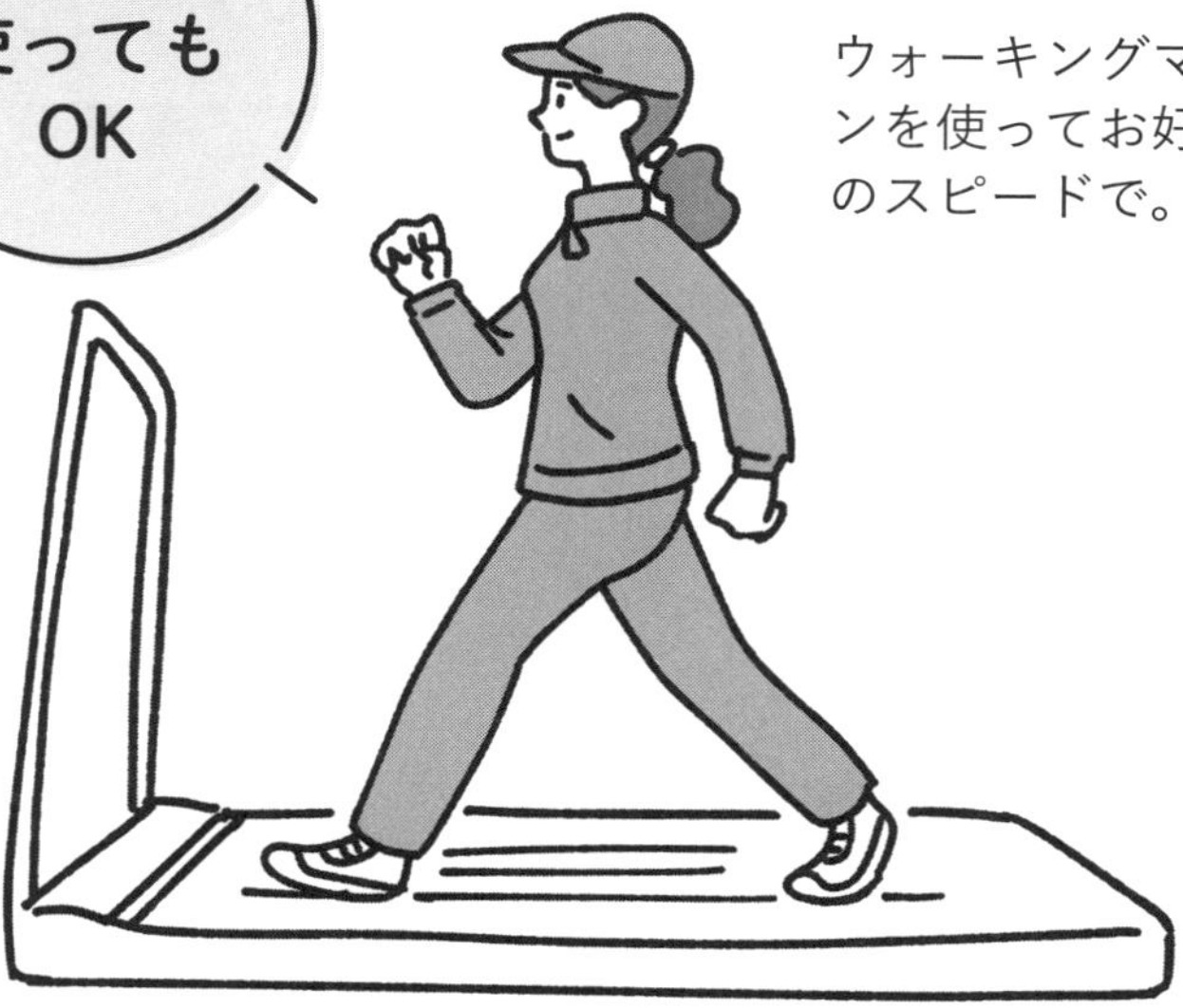

ウォーキングマシンを使ってお好みのスピードで。

これはNG

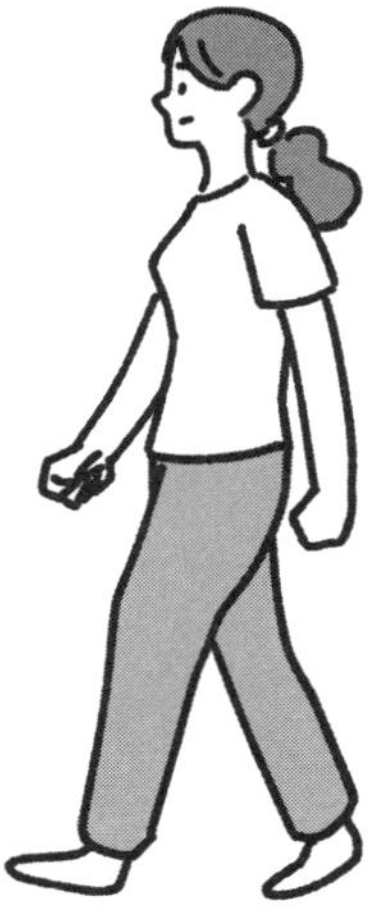

小股でちょこちょこ歩くと効果が半減してしまいます。

1％スクワットの手順

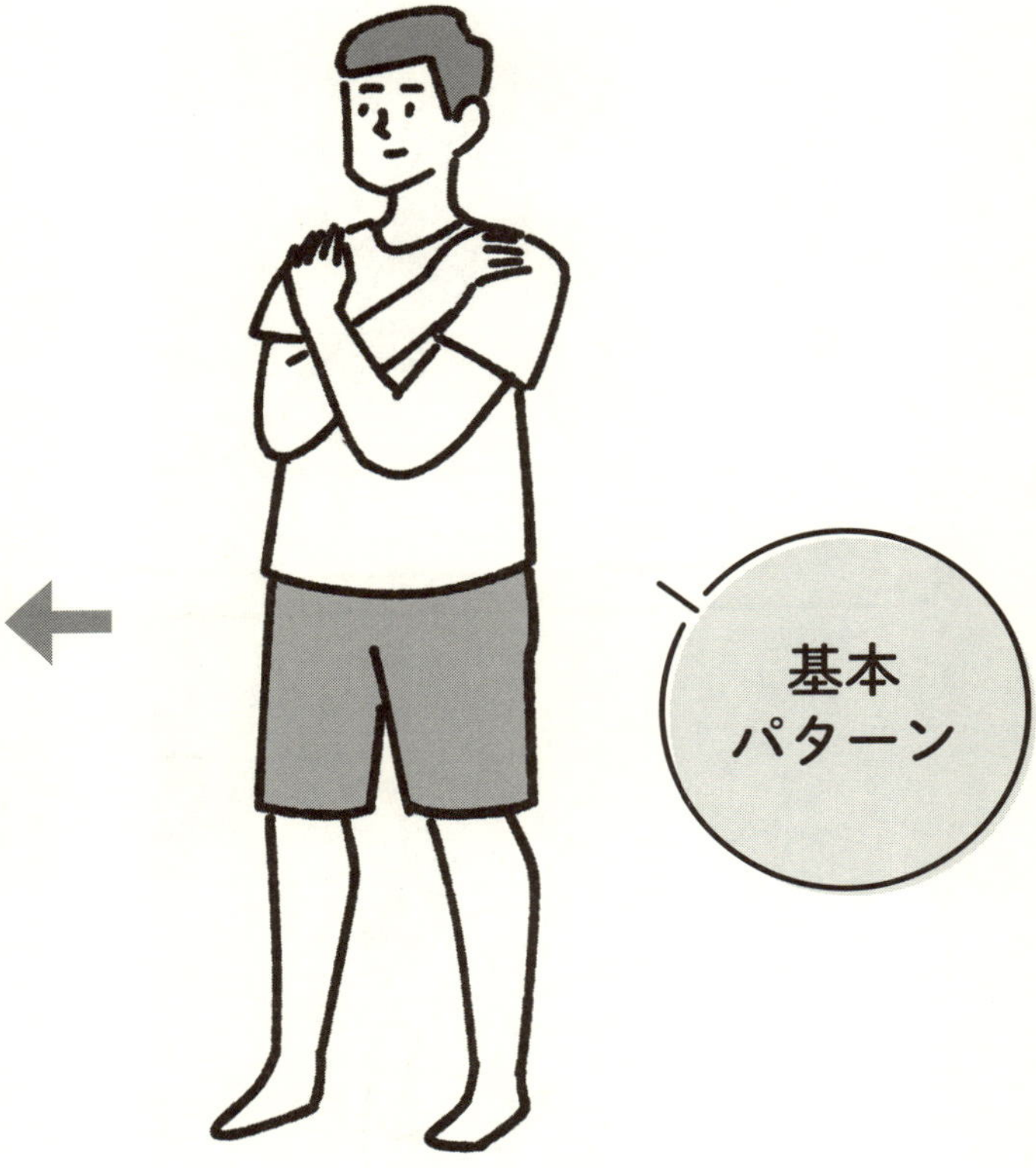

1

足を肩幅よりも大きく開き、爪先をやや外側に向けて立ちます。背筋を伸ばし、両腕を胸の前でクロスさせます。

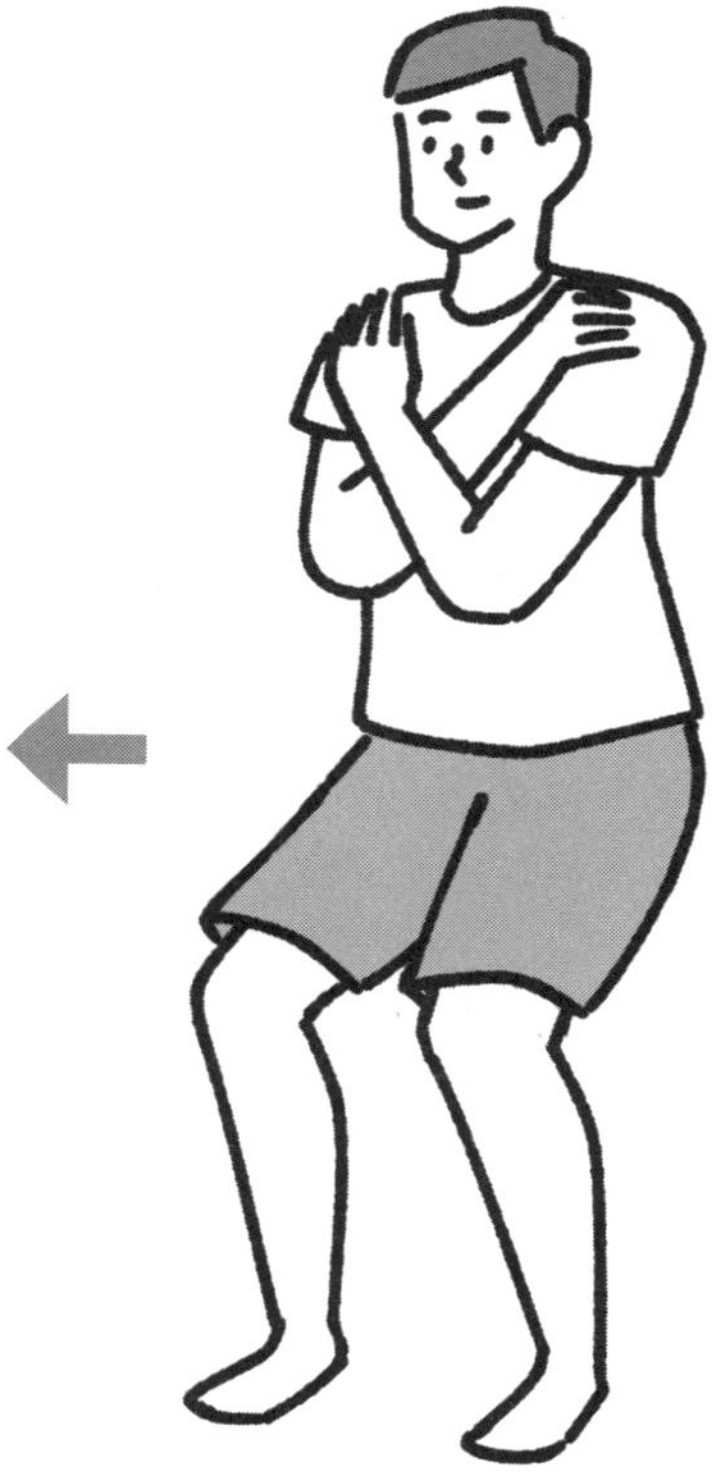

2

尻を後ろに突き出すようにして、5秒間かけて腰を落としていきます。

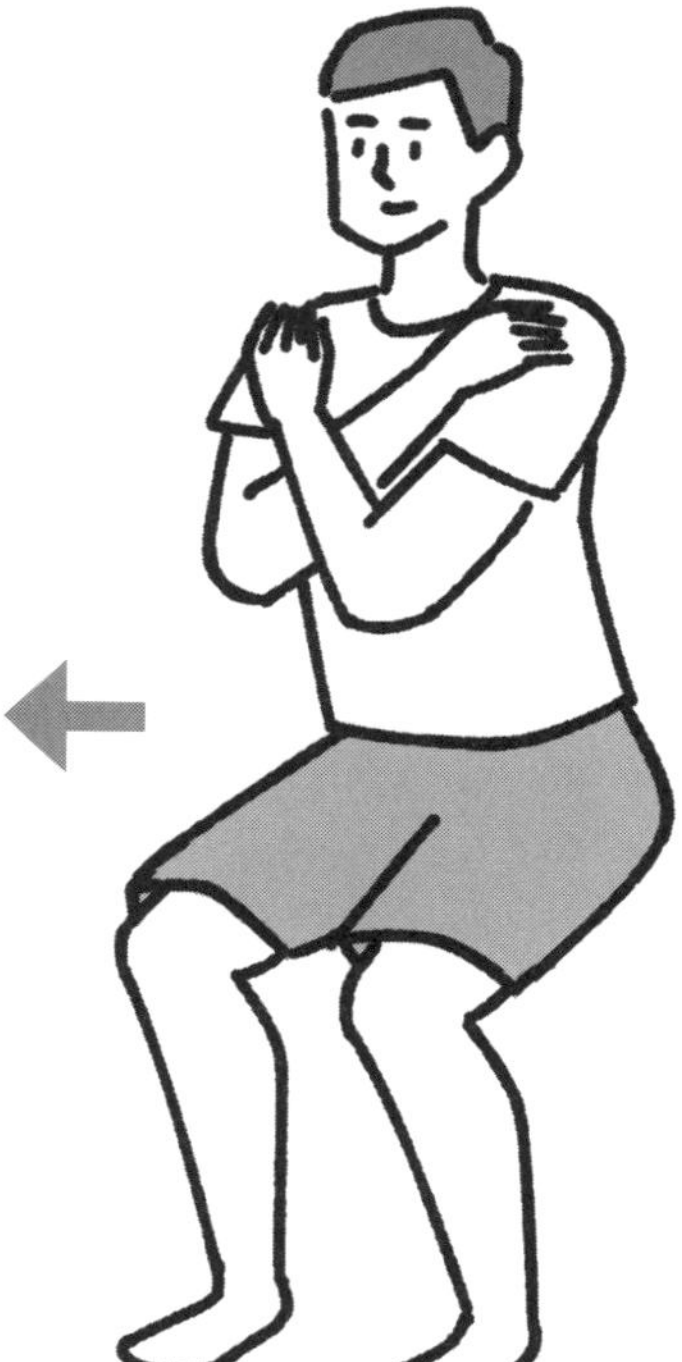

3

太ももが床と平行になったら、その状態を2秒間キープします。

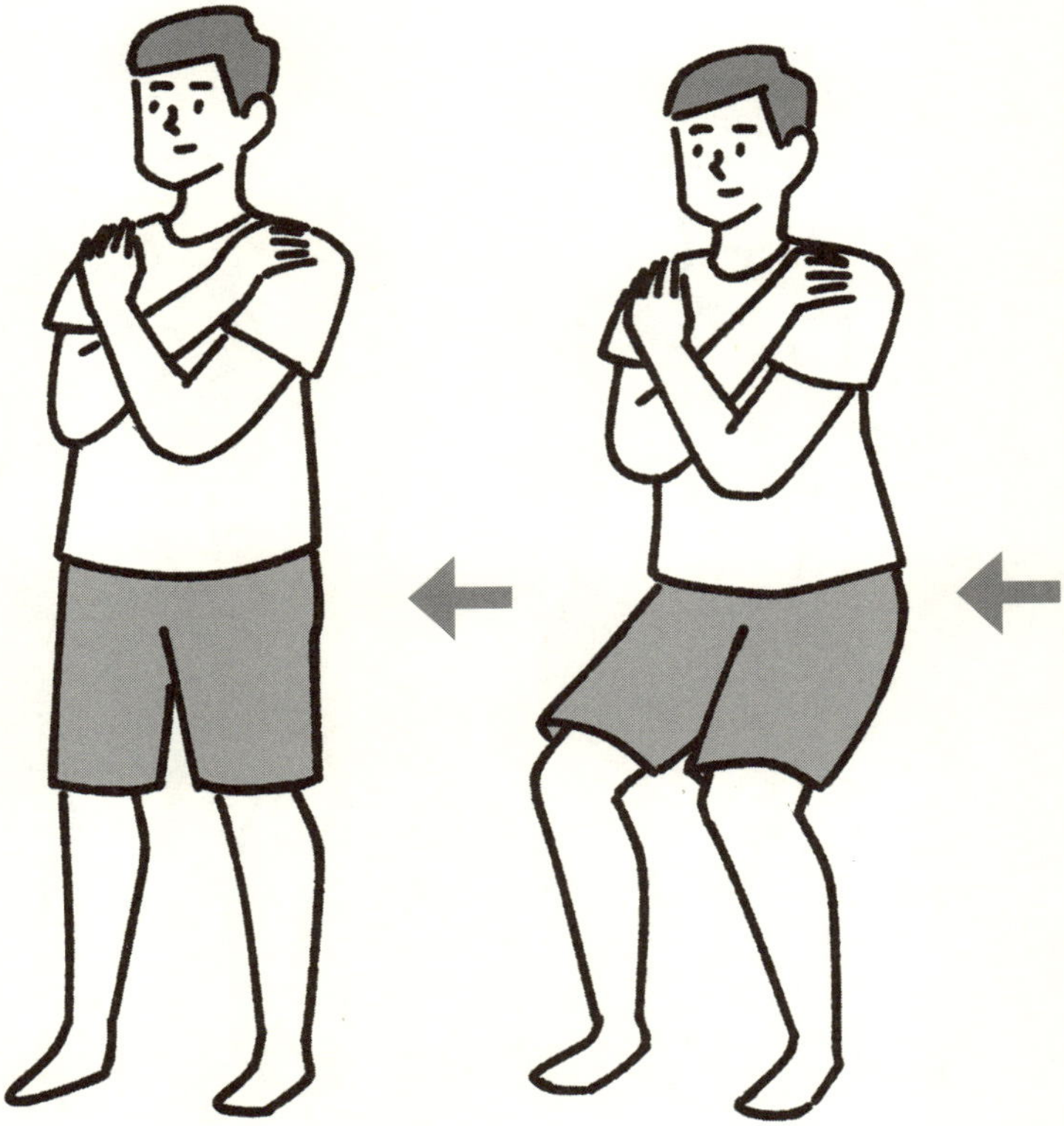

4

同じ体勢で５秒間かけて元の立っているときの姿勢に戻します。この一連の動きをインターバルを挟みながら５分ほどくり返してください。

椅子を使ってもOK

自重でのスクワットがきつい人は、椅子の背につかまりながら行っても構いません。

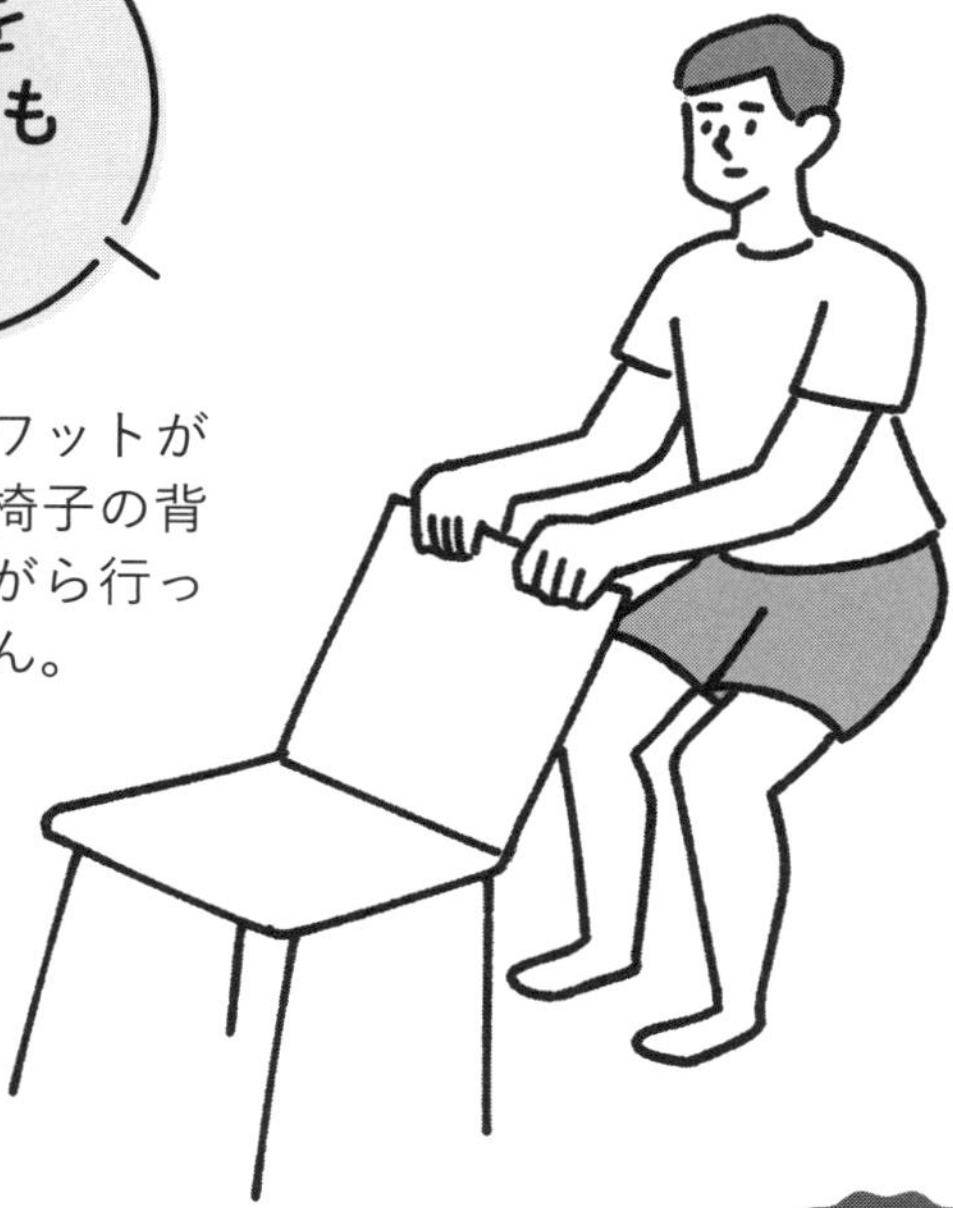

これはNG

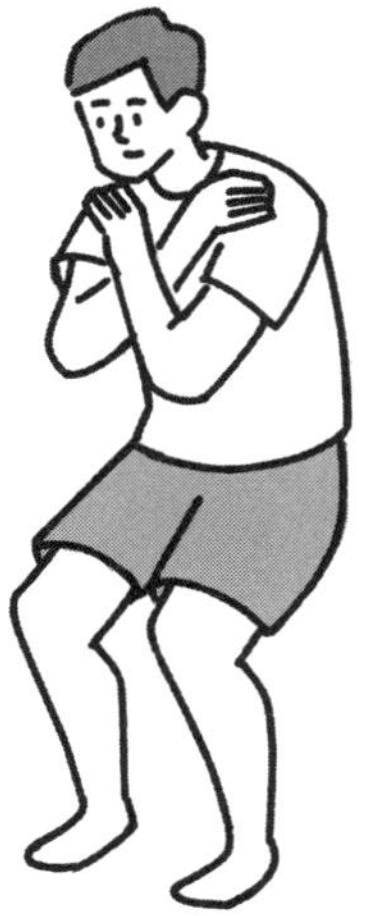

背中を丸めると効果が半減してしまいます。

1%踏み台昇降の手順

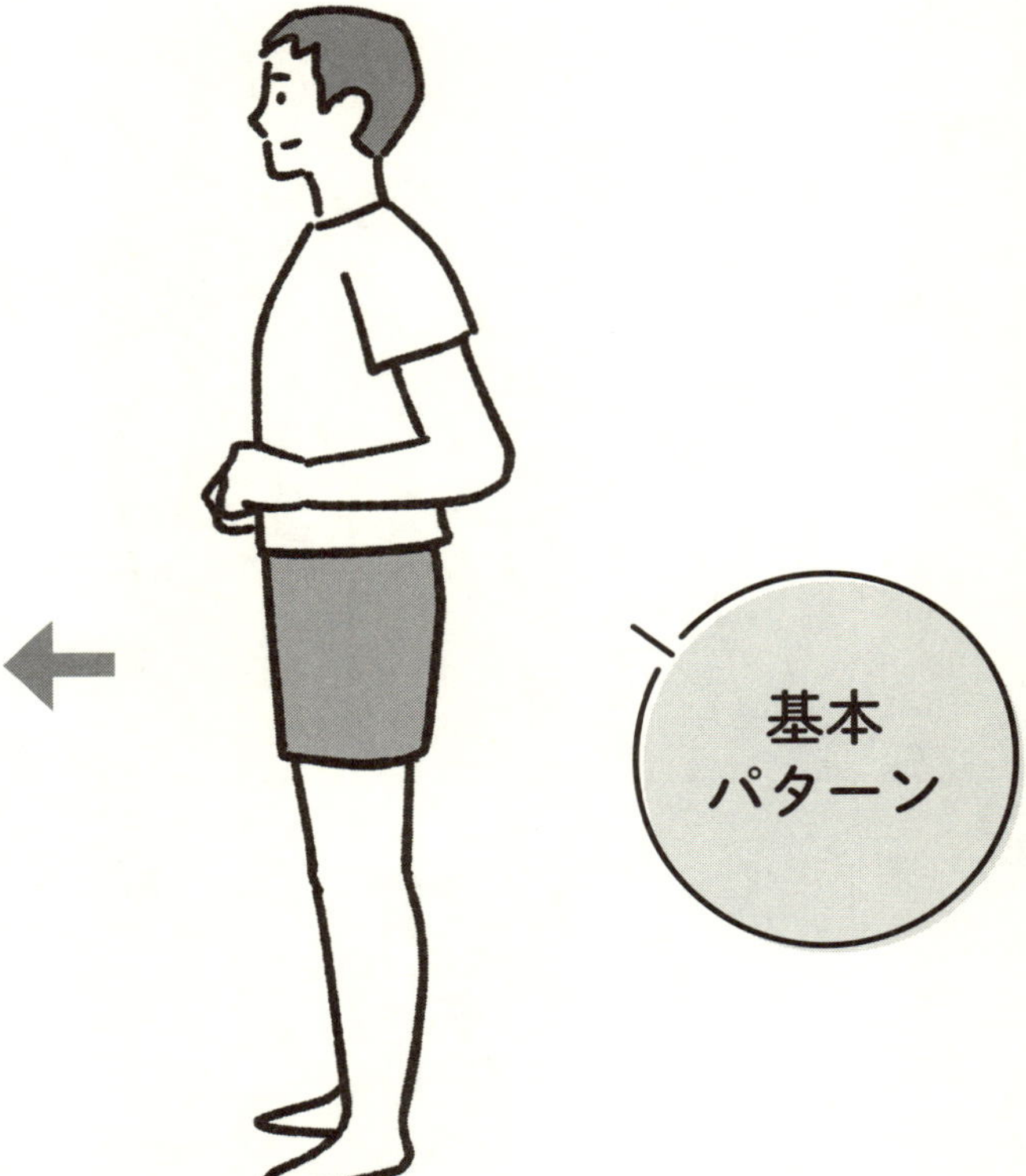

1

背筋を伸ばして立ち、腕を曲げて体の横に置きます。

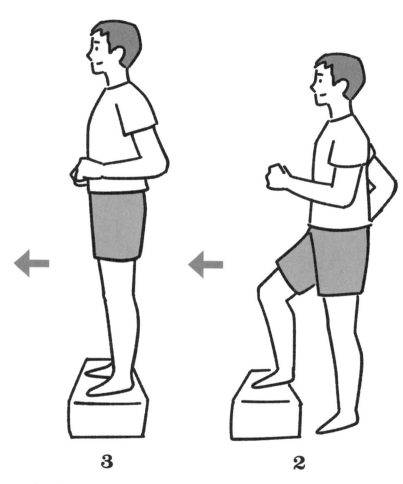

2

体が前傾しないように注意しながら、右足を台の上にのせます。

3

次に左足をのせ、完全に台の上にのります。1歩1歩は自分のペースでゆっくり行ってください。

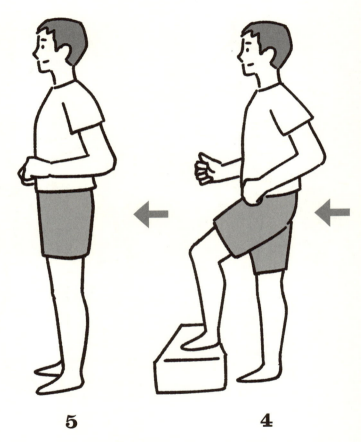

4

右足を台の上から下ろします。

5

左足を台の上から下ろし、最初の姿勢に戻します。この一連の動きを、適度にインターバルを挟みながら５分間続けます。

専用の台がない場合は

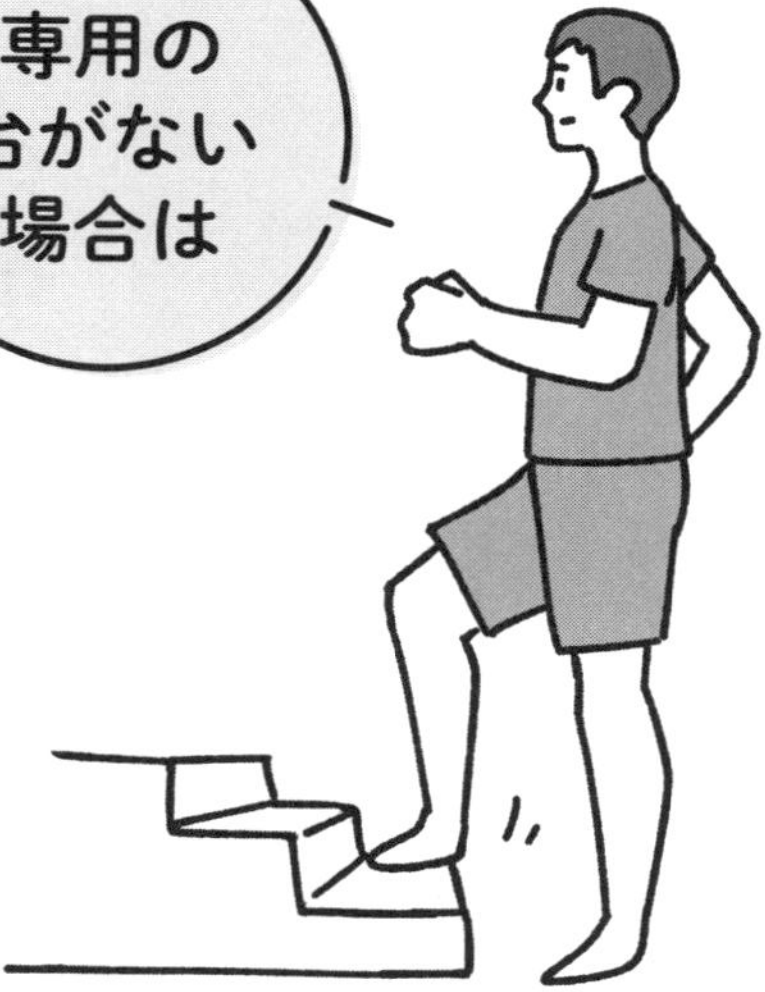

階段の1段目や室内とベランダの段差などを利用しましょう。

これはNG

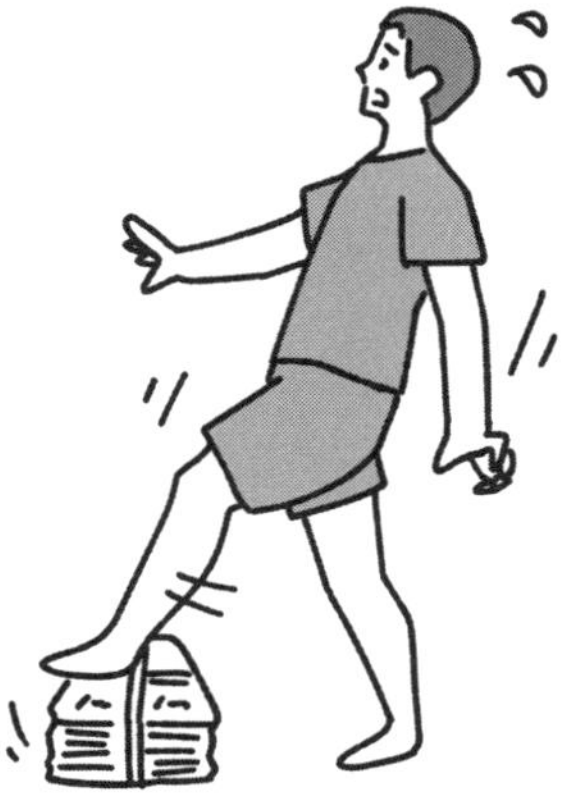

重ねた雑誌を紐で縛るなどして自作した台を使用するのは、転倒する可能性があるので危険です。

疲れてきたら

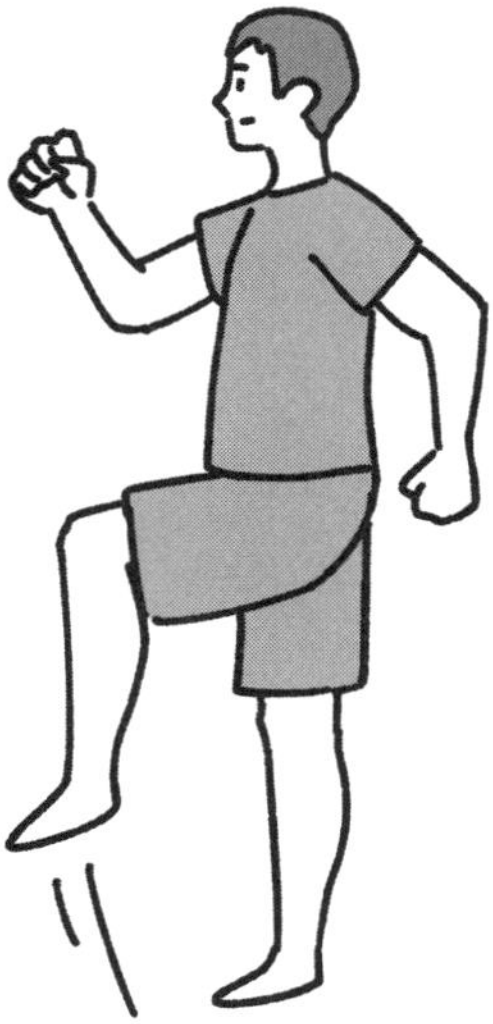

台を使わず、その場で足踏みをするだけでもＯＫです。

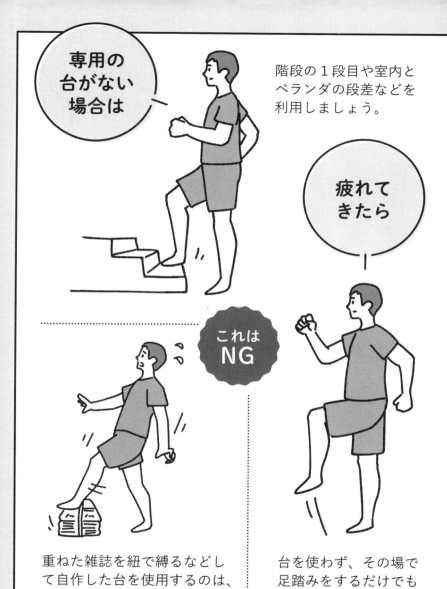

おわりに

人間誰しも、「完璧」を達成するのは難しい。

仮に最善の方法を知っていたとしても、それを１００％実践するのは簡単なことでありません。

いうまでもなく、私も例外ではありません。

「ミスター血糖値」として、冒頭からさんざん偉そうなことを述べてきましたが、「血糖値」には日々悩まされ、振り回されています。

糖尿病という病気、そしてその背景にある血糖値の乱高下という現象に興味をかきたてられ、かれこれ15年以上も臨床と研究に心血を注いできました。

それでも、まだまだ知らないこと、わかっていないことはたくさんあります。

目指す〝山〟はとても険しく、山頂までの道のりは困難です。

しかし、だからこそ挑みがいがあります。

将来かならず新たな発見があり、そして、血糖値に関するこれまでの常識を書き換えるような真実にたどり着けるはずだと私は信じて疑いません。

糖尿病の合併症で苦しむ人が、世の中からいなくなりますように——。

私の思いは、これに尽きます。

ひとりでも多くの人を糖尿病から救えるように、みなさんのためになる情報を各所で発信し続けていきます。

私のYouTubeチャンネル『Dr.ゆきなり【〜糖尿病克服への道〜】』では、最新情報や世間の関心の高いテーマについてお伝えしていますので、そちらもぜひご覧ください。

まずは、この本に書かれている「1%メソッド」をひとつずつ実践してみましょう。できるところからで構いません。

みなさんの血糖値が安定し、糖尿病の症状改善の助けになれば幸いです。

最後に、私が胸に刻む聖書の言葉を紹介します。

「求めよ、さらば与えられん
さがせ、さらば見出さん
門をたたけ、さらば開かれん」

（『マタイの福音書』第7章7節より）

糖尿病に苦しむ人をひとりでも減らせるよう、私はこれからも、臨床と研究に全力で取り組んでいきます。

矢野　宏行

ミスター血糖値が教える
7日間でひとりでに血糖値が下がるすごい方法

発行日　2024年 9 月13日　第 1 刷
発行日　2025年 3 月20日　第11刷

著者　矢野宏行

本書プロジェクトチーム
編集統括　柿内尚文
編集担当　小林英史
編集協力　岡田大
カバーイラスト　山内庸資
本文イラスト　髙栁浩太郎
カバーデザイン　井上新八
本文デザイン　菊池崇＋櫻井淳志（ドットスタジオ）
校正　植嶋朝子

営業統括　丸山敏生
営業推進　増尾友裕、綱脇愛、桐山敦子、相澤いづみ、寺内未来子
販売促進　池田孝一郎、石井耕平、熊切絵理、菊山清佳、山口瑞穂、吉村寿美子、矢橋寛子、遠藤真知子、森田真紀、氏家和佳子
プロモーション　山田美恵

編集　栗田亘、村上芳子、大住兼正、菊地貴広、山田吉之、福田麻衣、小澤由利子
メディア開発　池田剛、中山景、中村悟志、長野太介、入江翔子、志摩晃司
管理部　早坂裕子、生越こずえ、本間美咲
発行人　坂下毅

発行所　株式会社アスコム

〒105-0003
東京都港区西新橋2-23-1　3東洋海事ビル
TEL：03-5425-6625

印刷・製本　日経印刷株式会社

© Hiroyuki Yano　株式会社アスコム
Printed in Japan ISBN 978-4-7762-1364-2

本書は著作権上の保護を受けています。本書の一部あるいは全部について、株式会社アスコムから文書による許諾を得ずに、いかなる方法によっても無断で複写することは禁じられています。

落丁本、乱丁本は、お手数ですが小社営業局までお送りください。送料小社負担によりおとりかえいたします。定価はカバーに表示しています。